不整脈エキスパート50人
×
心電図から所見・病態をとらえる2問

心電図トレーニング100

1～3級学習向け

監修｜EP大学　　編著｜福永真人／德田道史／永嶋孝一

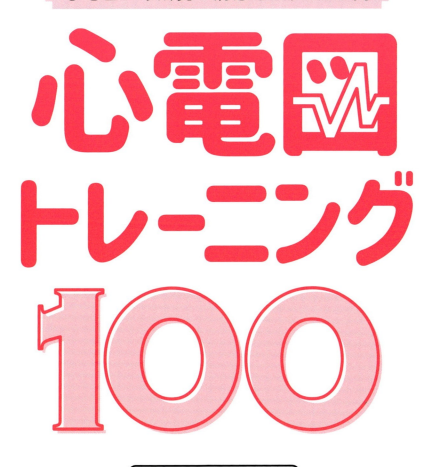

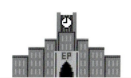

照林社

はじめに

　心電図の発明から120年ほどの間に、心臓病学は心電図の所見とその病態を結びつけることで大きく発展しました。心電図は安価・非侵襲的・再現性があることが特長で、不整脈の診断のみならず、心筋症や電解質異常なども類推可能な医学検査の基本であり、すべての医療従事者が大なり小なり関わります。

　ただ、自信をもって"心電図が得意！"と胸を張れる人は、あまり多くはないかもしれません。日々、不整脈診療を行っている私でさえも、たびたび心電図所見に悩みます。

　そのようななか、「心電図の本を書いてみませんか？ 100問ぐらいのドリル形式で」と、編集部より声がかかりました。…が、「いやいや、そんなの無理無理！」と、泣きついた先が徳田道史先生と永嶋孝一先生です。

　初心者から上級者まで満足させる、そんな甘くてしょっぱい、都合のよい問題集ないですよね…？　と持ちかけてみると、徳田先生からは「1枚の心電図に対して、2つの設問で難易度を変えることが可能だよ」と提案いただき、なるほど、これは1粒で二度おいしい。永嶋先生からは「1問目は心電図所見をとらえる問題で、2問目は病態を解き明かす問題にしたら、とても臨床力がアップしそう」と、ねらいをズバリ。やっぱり3人寄らば文殊の知恵ですね。それなら50人だったら？　という着想を形にしたのが本書になります。

　心内心電図という"裏"を知り尽くした、今まさに現役バリバリの不整脈エキスパートの医師50人に、体表面心電図という"表"のみで勝負してもらいました。ヒット曲（シングル曲）がある人はそれを歌ってもらい、"最近見た一番おもしろい教育的な心電図"という持ち歌を1人1曲収録したEP大学監修のベストアルバム、かつ心電図検定にも対応という、よくばりな1冊です。本書だけで何でもわかるようになる、とはいえませんが、"心電図っておもしろい！"と感じる人が1人でも増えてくれたら望外の喜びです。

　さぁ、本書の心電図読解で臨床力をレベルアップして、1つ上の自分へ。

2025年3月

編者を代表して
小倉記念病院循環器内科

福永真人

CONTENTS

総論 不整脈の理解は「解剖」と「イオンチャネル」から

- そもそも、なぜ12誘導なのか　2
- 胸郭と心臓との位置関係をつかむ　2
- 解剖からとらえる刺激伝導系　4
- イオンチャネルのミニマルエッセンス　8
- 再分極過程のT波にも注目する　9

心電図トレーニング

心電図No01〜50（設問001〜100）　13〜220

PAUSED －ちょっと一休み－

- 右胸心と電極付け間違いは似ている!?　18
- じつは不思議な正常洞調律　26
- 「低電位」「偽梗塞パターン」「不整脈」をみたら、心アミロイドーシスを疑おう!　30
- 心室期外収縮のリスク評価　44
- 入院後の栄養補給で注意したいリフィーディング症候群　56
- QTcの計算式はどれを用いる?　59
- 高カリウム血症と心電図変化　60
- 肺塞栓症を疑うキーワード　76
- 遺伝性心疾患にかかわる遺伝子　88
- コシュタージュ型とは　91
- 遺伝性疾患・先天性心奇形とデルタ波　96
- P波による起源診断　112
- ST上昇とブルガダ症候群　144
- 不整脈原生右室心筋症とは　154
- PSP-LV起源の心室期外収縮　162
- 日本の研究が貢献している心室期縮の起源予測　166
- 心室期外収縮の起源を探り、アブレーションを行った一例　174
- 下壁STEMIの責任冠動脈推定をマスターせよ!　192
- ペースメーカの2つの種類　204
- 刺激伝導系ペーシングではQRS幅が「広い」とはならない　207

- テーマ別・逆引きCONTENTS　221
- 本書に登場する主な略語　222
- 索引　224

装丁・本文デザイン：森田千秋（Q design）　DTP制作：林慎悟
カバー・本文イラスト：永嶋孝一、NASYUKA

- ●本書で紹介している治療・解説などは、執筆者が臨床例をもとに展開しています。実践により得られた方法を普遍化すべく努力しておりますが、万一本書の記載内容によって不測の事故等が起こった場合、著者、出版社はその責を負いかねますことをご了承ください。
- ●本書掲載の画像は、臨床例のなかからご本人・ご家族の同意を得て使用しています。
- ●本書に記載している薬剤や検査、医療機器等の選択・使用方法については、2025年2月現在のものです。使用にあたっては、個々の添付文書や取扱説明書、各学会ガイドライン、規約などを参照し、適応・使用方法等は常にご確認ください。

編著者一覧

編集・執筆

福永真人 小倉記念病院循環器内科 副部長

徳田道史 東京慈恵会医科大学附属病院循環器内科 教授

永嶋孝一 日本大学医学部内科学系循環器内科学分野 准教授

執筆（掲載順）

筒井健太 帝京大学医学部内科学講座循環器内科 病院准教授

金澤尚徳 熊本大学病院不整脈先端医療寄附講座 特任講師

矢加部大輔 国立病院機構九州医療センター循環器内科

深谷英平 北里大学医学部循環器内科学 講師

石末成哉 北里大学医学部循環器内科学 助教

大西克実 昭和大学医学部内科学講座循環器内科学部門 講師

松井優子 東京女子医科大学病院循環器内科 助手

安元浩司 大阪労災病院循環器内科

浮田康平 大阪労災病院循環器内科

黒田俊介 順天堂大学医学部附属順天堂医院循環器内科 助教

黒田真衣子 小倉記念病院循環器内科 医員

岩澤　仁 国際医療福祉大学三田病院循環器内科 病院准教授・不整脈センター副部長

山本純平 東邦大学医療センター大橋病院 循環器内科

中村啓二郎 東邦大学医療センター大橋病院 循環器内科 講師

森　仁 埼玉医科大学国際医療センター心臓内科・不整脈科 講師

加藤浩一 滋賀医科大学循環器内科 助教

西内　英 群馬県立心臓血管センター循環器内科 部長

坂本和生 九州大学病院循環器内科／冠動脈疾患治療部 講師

関原孝之 大阪大学大学院医学系研究科循環器内科学 医員

徳竹賢一 東京慈恵会医科大学附属病院循環器内科 講師

平田　脩 日本大学医学部附属板橋病院内科学系循環器内科学分野

高麗謙吾	小倉記念病院循環器内科 医長
林　健太郎	上尾中央総合病院循環器内科・不整脈科 科長
北井敬之	札幌心臓血管クリニック循環器内科 部長・不整脈センター長
若松雄治	日本大学医学部附属板橋病院循環器内科 専修医
阪井諭史	奈良県総合医療センター循環器内科 医員
高橋正雄	東京都立広尾病院循環器科 医長
水上　暁	亀田総合病院循環器内科 部長
川口直彦	横須賀共済病院循環器センター内科
北條林太郎	東京都立広尾病院循環器科 医長
橋本直明	山形大学医学部附属病院第一内科 助教
渡邉隆大	日本大学医学部内科学系循環器内科学分野 助教
西村卓郎	東京科学大学病院循環器内科 助教
小竹康仁	鳥取大学医学部第一内科診療科群 学内講師
小貫孔明	小倉記念病院循環器内科 医員
林　達哉	自治医科大学附属さいたま医療センター循環器内科 講師
白井康大	AOI 国際病院循環器内科 不整脈先端治療センター センター長
水野陽介	仙台厚生病院不整脈科
山下賢之介	仙台厚生病院 不整脈科科長（循環器内科部長兼任）
鎌倉　令	国立循環器病研究センター心臓血管内科 医長
笠井裕平	札幌心臓血管クリニック循環器内科 医師
佐藤宏行	東北大学病院循環器内科 助手
新井　陸	日本大学医学部附属板橋病院循環器内科 CCU 特任専修医
岸原　淳	北里大学医学部総合診療医学 診療講師
松永泰治	大阪労災病院循環器内科 副部長
成瀬代士久	浜松医科大学医学部附属病院循環器内科 病院講師
上田暢彦	国立循環器病研究センター心臓血管内科
川治徹真	三菱京都病院心臓内科 担当医長・不整脈班チーフ
林　英守	順天堂大学医学部附属順天堂医院循環器内科 准教授

総論

不整脈の理解は「解剖」と
「イオンチャネル」から

必要最低限の知識を、
ざっくりおさえよう！

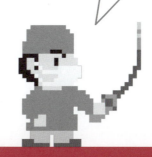

「不整脈」とは、洞調律以外の調律を意味する幅広い用語ですが、まずは**正常の洞調律が"どのようにして心臓全体を動かしているのか"**について、しっかりおさえておくと体表面心電図の理解もスムーズに進みます。

そのために避けて通れないのは、**解剖とイオンチャネルの知識**です。ここでは、心電図をより深く味わうために、最低限必要な知識を相当ざっくりと説明しますので、興味がある人は成書でさらに肉づけしてください。正常心電図を構成している要素がわかっていると、所見がある心電図を"違和感"として気づけるポイントになります。

そもそも、なぜ12誘導なのか

体表面心電図は12個の誘導での記録になっています。そんなの当たり前じゃないかと思いますよね。歴史を遡ると、心電図が発明された当初（ここでは1901年 Einthoven を開祖とする）は、四肢誘導の「Ⅰ～Ⅲ」誘導しかありませんでした。これは、アイントホーフェンの三角形として有名です。最初の胸部誘導は、胸部を前後に挟んだ「Ⅳ」誘導として一時期、記載されましたが、1932年に Wilson が不関電極（Wilson Central Terminal：WCT で有名）を発明し、現在のものに近い胸部誘導が記録されるようになりました。さらに Goldberger が "Augmented Unipolar" として「aV_F」「aV_L」「aV_R」誘導を提唱し、1954年に現在の12誘導心電図が標準化されました。

心電図を12方向から眺めることで、心臓で起きている異常をある程度感知できます。加えて、人間が認識できるちょうどよい数が"12"なのでしょう。時刻も12時間ごと、音階の数も12音階…など、そういう意味でも12という数は自然の摂理に適っています。それ以上だと電極をつける作業も大変です。

ただ、12方向だと困ることもあります。心臓の右側、後面での電気興奮がわかりにくいため、右側誘導（V_{3R}・V_{4R}・V_{5R}）、背部誘導（V_7・V_8・V_9）を付けることが有効な場面があります→ p.67、71。現在では、導出18誘導心電図を演算処理で表示してくれる心電図もありますが、12誘導にもヒントが隠されているので、このような場面に気づいたら誘導を追加するという姿勢が大切です。

胸郭と心臓との位置関係をつかむ

心臓を正面視した際に、心臓の長軸は左側に傾き、水平面に対して約50°の角度であるのが一般的です。また、心房は心室より後ろ側に位置しており、左側への傾きのため体表面からは右房のほうが前側、左房がその後ろ側に位置しています。そのため、体表面に近い順から右室、左室、右房、左房となっていることを確認しましょう。

総論

▷ 心臓の正面視と電気軸

・正面から見ると、心臓の長軸は水平面に対して50°ほど傾いている。

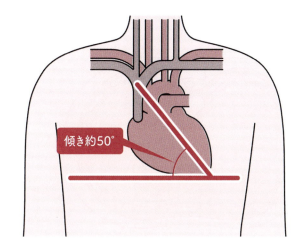

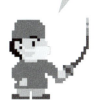

心臓は左下向きに解剖学的に傾いていることからも、正常電気軸が−30〜＋90°というのが納得できるでしょう

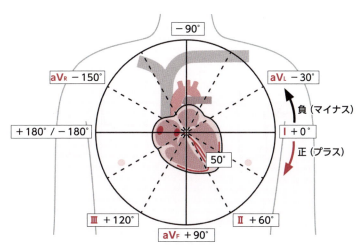

> **電気軸**
> - 電気軸とは、心臓を正面視した際に心臓全体の興奮がどの方向になるかを矢印1本で表したもの。
> - 3次元のベクトルを2次元に落とし込んだり、右室・左室の起電力の差という細かいところは無視して、ざっくり**電気的な心臓の長軸方向**を示している。
> - 電気軸がずれている場合には、解剖学的にずれている（若年者／やせ型では心臓は立位心、高齢／肥満では横位心になる）、または電気的にずれていること（脚ブロックなど）が原因となる。

　カテーテル治療や心臓デバイスの植え込みの際に、右前斜位（RAO）や左前斜位（LAO）から心臓を眺めるのは、こうした傾きを補正し、それぞれ心臓の長軸方向・短軸方向を見る意味があります。

　12誘導心電図は、ある程度、心臓を取り囲むにように配置されていますが、個別化されているわけではありません。つまり体表の固定された位置から眺めているだけなので、心臓の大きさや周囲の構造物との関係によって、電極と心臓の位置関係は変わりえます。

▶胸部誘導と心臓の関係

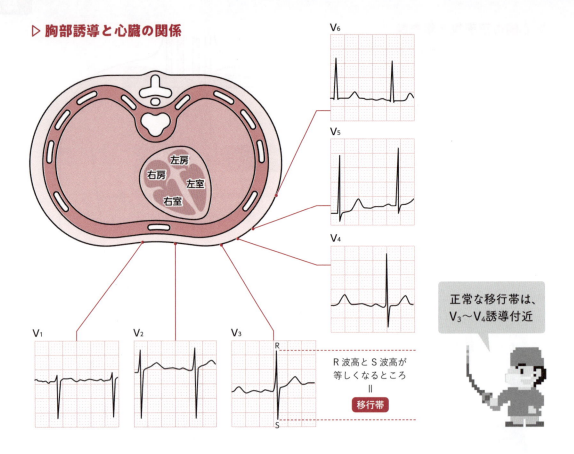

　次に、胸部誘導と心臓の位置関係を見てみましょう。ここでは「移行帯」という概念が重要です。

　移行帯は **R波高とS波高が等しくなるところ** ですが、これが電気的な心室中隔の位置になるため、正常では **V_3〜V_4誘導付近** になります。これが大きくずれている場合には、やはり解剖学的・電気的にずれている理由があります。

　また、V_1〜V_6誘導は右室から左室方向に連続的にS波が浅くなり、R波が増高するパターンがあるため、電極の付け間違いに気づくポイントになったり、心室期外収縮（PVC）の発生起源のヒントになることもあります。

解剖からとらえる刺激伝導系

　刺激伝導系は心臓を効率的に動かすための"高速道路"です。そのため、むやみに周囲の作業心筋を興奮させずに、目的の場所で的確に伝導します。その軌跡を順を追って確認しましょう。

▶1. 洞結節から房室結節まで

　洞結節➡❶は、上大静脈と右房の合流する場所の心外膜側構造物として認識されますが、点状の構造ではなく、分界稜（crista terminalis）に沿った縦長の3次元の細胞群です（ち

▷ 刺激伝導系の伝導と心電図との関係

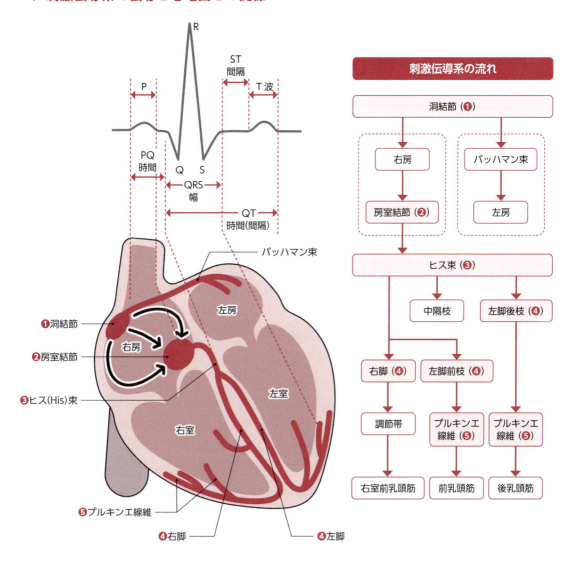

なみに、この crista terminalis はよく"クリスタ"と略され、「あれ、この心房頻拍ってクリスタから来てるんじゃね？」などと言うと、"なんちゃって不整脈マスター"感が増すのでお試しあれ）。この自動能をもった細胞群は、自律神経の影響を受けており、交感神経優位になると心拍数が上昇し、副交感神経優位では心拍数が低下する2重支配になっています。古典的には3方向の出口で心内膜側に連結されていますが、最大5方向という研究結果もあります。

移動性ペースメーカ（wandering pacemaker）という用語がありますが→ p.37、この洞結節を構成する細胞群のなかで自律神経の影響を受け、どの出口から優位に心内膜側に伝導するかによって、心房波の形状が変化していきます（wandering：さまよう、という訳がぴったりですね）。一般的に、心拍数が上昇する（交感神経優位）になると、より上前方の出口からの発火になることが知られています。ただし、安静時では固有心拍数（洞結節

本来の心拍数は100〜110bpm）に対して、副交感神経が優位になることで心拍数が下げられる状態です→ p.24。また、呼吸の影響では吸気時に心拍数は上昇し、呼気時に心拍数は低下します。

　洞結節からの伝導は、右房のみならず、左房にほぼ同時にバッハマン（Bachman）束を介して伝導します。P波の構成要素の前半は右房側、後半は左房側を反映するため、右房負荷・左房負荷の所見を考える際に、心房内の興奮を想像すると理解が進みます。

　通常、心房興奮が終了した後に心室興奮が始まるまでの時間差がありますが、このP波の終わりからQRS波の始まりまでの間は、房室結節内に伝導が進んでいる間になります。

　もし心房〜心室間にケント（Kent）束のような副伝導路があれば、PQ時間は短縮し、デルタ（Δ）波を形成します→ p.94。このデルタ波は付着している部位によっては、右側だとほぼ顕性ですが、左側壁だとあまり目立たないことがあり、デルタ波が安静時に認められないから順行性の副伝導路がない、と結論づけないようにしましょう。運動負荷や期外収縮を契機に、デルタ波が顕在化することがあります。

　そのほかにPQ時間が変化する要素として、房室結節への到達時間が挙げられます。下位心房調律では房室結節までの距離が短くなるため、PQ時間は短縮し、洞調律よりも遠い位置からの自動能、例えば右房側壁起源の心房頻拍（AT）時はPQ時間の延長を認めるため、洞頻脈との鑑別に役立つことがあります。

▶ 2. 房室結節から心室興奮まで

　右房側にある房室結節➡❷はコッホ（Koch）の三角（三尖弁中隔尖、Todaro索、冠静脈洞入口部で囲まれる三角形）内にあり、そこから心室に興奮が伝わる際に、房室中隔という右房側から左室側に交通している隙間を通ります。三尖弁と僧帽弁は、同一平面になく（三尖弁のほうが心室寄りに付着）、膜性中隔（MS）を抜けた伝導は刺激伝導系のヒス（His）束➡❸へ移行し、中心線維体を貫くことで、右房側から左室側に走行します。このときに天井部には大動脈冠尖が位置しており、ちょうど右冠尖（RCC）と無冠尖（NCC）の間を抜けて、左室側に出た後に分枝していきます。

　分枝に関しては、ヒス束から単独で左脚後枝➡❹を分枝し後乳頭筋へ、左室中隔方向にプルキンエ（Purkinje）ネットワークを形成し、中隔を前方に走行したところで左脚前枝（前乳頭筋へ接続）と右脚➡❹に分かれます。右脚は左室側から再度右室側に戻り、心室中隔を心尖部方向に走行して、調節帯（moderator band）を介して右室前乳頭筋へ接続します。心室内刺激伝導系で重要なことは、刺激伝導系を走行中は周囲に作業心筋を興奮させずに進み、乳頭筋レベルで初めて興奮を伝えることです。これによって乳頭筋がはじめに心室内で収縮を始めるため、房室弁逆流を防止することが可能になります。

　この刺激伝導系の詳細なしくみを知ることは、大変骨の折れる作業ですが、左脚前枝ブロック（LAFB）と右脚ブロックが同時に合併しやすく、純粋な左脚後枝ブロック（LPFB）に遭遇することが少ないことが説明できたり、左脚エリアペーシングではこの左側中隔のプルキンエネットワークから逆行性に刺激伝導系を捕捉しているのだな、右房側と左室側につながる隙間があることでPosterior-Superior-Process LV（PSP-LV）起源のPVCアブ

レーション→p.162が心房側からうまくいくことがあるのだな、といったことも理解できるようになります。カテーテルアブレーションと心臓解剖は特に親和性が高く、無冠尖を通して房室結節近傍起源の心房頻拍を焼灼可能であったり、解剖を知ることでさらに不整脈診療のレベルアップが図れます。

▷ 刺激伝導系（右室側から見たところ）

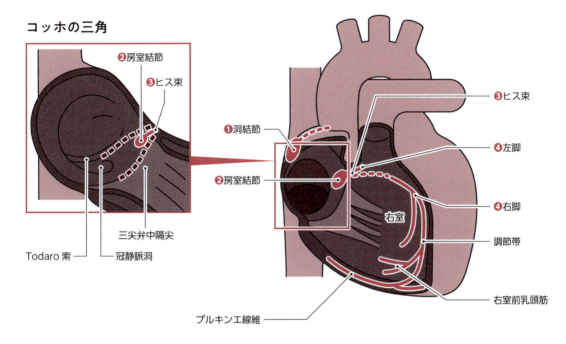

▷ 刺激伝導系（左室側から見たところ）

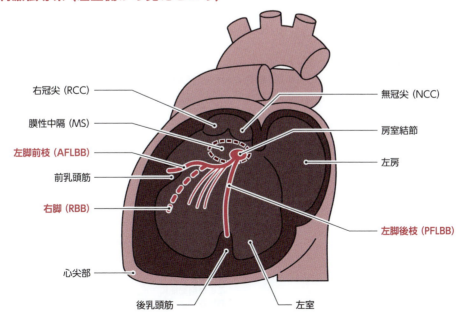

イオンチャネルのミニマルエッセンス

　私自身が学生時代からイオンチャネルがすごく苦手なので、深入りするつもりはまったくないのですが、やはり最低限の知識を知っておくと、心電図もさらに深く理解することができます。通常は静止膜電位の話が最初に来るのですが、だいたい眠くなるので、ここでは思い切って2つの形から入りましょう。それは自動能をもつといわれるカルシウムイオン（Ca^{2+}）チャネル主体の組織（洞結節、房室結節）と、ナトリウムイオン（Na^+）チャネル主体の組織（刺激伝導系、心房筋、心室筋）で、それぞれ伝導速度が遅い・速いという特徴があります。

▶ 1. 伝導速度が遅い Ca^{2+} チャネル主体の洞結節と房室結節

　洞結節は比較的浅い膜電位のなかで、おのずと脱分極が起こり、ある閾値に達すると活動電位を発生します。これが、細胞が自動的に興奮する性質（＝自動能）といわれる由縁です。Ca^{2+} チャネル主体なので、比較的ゆっくりと脱分極することと、カルシウム拮抗薬が作用しやすいことをおさえておきましょう。

　先ほど「おのずと脱分極が起こり…」と書きましたが、これが第4相に相当するところで、I_f（過分極活性化陽イオン電流）チャネル、$I_{K\,ACh}$（アセチルコリン感受性Kチャネル）が活性化されます。I_f チャネルは過分極で活動する funny（おかしな）チャネルということで命名されましたが、イバブラジン塩酸塩（過分極活性化環状ヌクレオチド依存性〈HCN〉チャネル遮断薬）が特異的に作用することで関連づけておきましょう。ちなみに、房室結節には I_f チャネルは発現していません。

　また、アデノシン三リン酸（ATP）は房室結節において、L型 Ca^{2+} チャネル抑制作用を示すことでリエントリー回路を遮断し、発作性上室性頻拍（PSVT）を停止させます。この際、房室結節をリエントリー回路に含まない心房のマクロリエントリー（例えば、心房粗動〈AFL〉）では、房室結節以下に伝導しなくなることで診断に結びつくことも臨床ではよく遭遇します。

▷ 洞結節、房室結節での活動電位

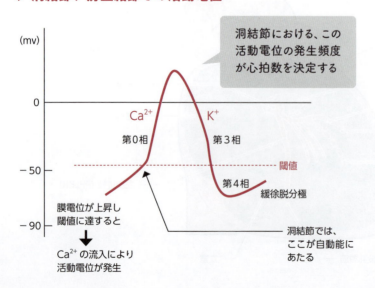

佐藤進，櫻田誓，奈佐吉久：心房細胞膜のイオン輸送系．Web版 Hybrid Book 動画マスター機能形態学，廣川鉄男事務所，東京；2017：141．より引用

https://hirokawa-tp.co.jp/movie_01/movie.php?id=124
（2025.1.10.アクセス）

▶ 2. 伝導速度が速い Na⁺ チャネル主体の刺激伝導系、心房筋、心室筋

　今度は、Na⁺ チャネル主体の組織（刺激伝導系、心房筋、心室筋）を見ていきましょう。Na⁺ チャネルは比較的深い膜電位から急速に立ち上がる脱分極を起こし（第 0 相）、これが速い伝導速度の理由になります。

　抗不整脈薬の多くは Na⁺ チャネル遮断効果があり、この脱分極を抑制することで伝導速度の低下、不応期の延長、副作用として心収縮能低下をきたします。心電図では伝導速度の低下が P 波幅、PR 時間、QRS 幅の延長として認められ、特に中毒（高齢者のピルシカイニド塩酸塩に注意）となるとブルガダ フェノコピー（Brugada phenocopy）と呼ばれる、V₁ 誘導でのコブド（coved）型 ST 上昇、最後は心室頻拍（VT）かのような偽性心室頻拍（pseudo VT）を呈します → p.183。

▷ 刺激伝導系、心房筋・心室筋での活動電位

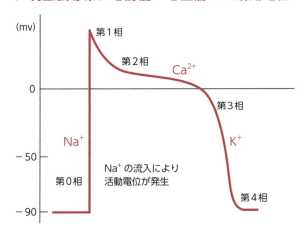

佐藤進, 櫻田誓, 奈佐吉久：心房細胞膜のイオン輸送系. Web版 Hybrid Book 動画マスター機能形態学, 廣川鉄男事務所, 東京；2017：141. より引用
https://hirokawa-tp.co.jp/movie_01/movie.php?id=124（2025.1.10.アクセス）

再分極過程の T 波にも注目する

　再分極過程についても見てみましょう。心房波の再分極過程である Ta 波は通常 QRS 波に重なり認識できませんが、基線が盆状に下がるように認めることもあります。

　ここからは心室の再分極過程である T 波について説明していきます。T 波の成因を説明する際に、**心内膜側の活動電位は長く、心外膜側の活動電位は短い**、ということを知っておくことが大切です。

　胸部誘導で記録される単極誘導は、心内膜側と心外膜側の電位差で表されますが、心内膜側から心外膜側に興奮は伝導していくため、向かってくる波として QRS 波は陽性になります ➡①。その後の活動電位第 2 相（プラトー相）で心内膜・心外膜の活動電位差がなくなるため、いったん基線に戻ります ➡②。再分極過程では、心外膜側の活動電位が短いため、同時相での心内膜側のほうが相対的に電位が高くなり、再度、陽性の波（脱分極時と同じ方向）が T 波として記録されます ➡③。V₁、V₂ 誘導では一般的に R 波に比べて S 波が深く、陰性 T 波になります（小児の心電図では V₃ 誘導までは正常）。

▷ **正常な心室伝導時のQRS波、T波の形成**

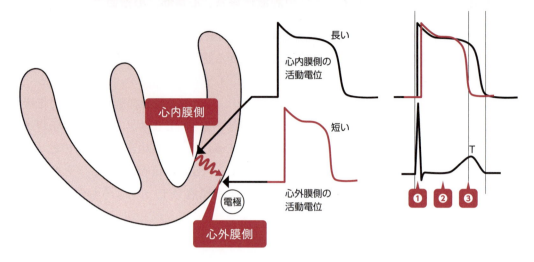

　この **QRS波と同じ方向に再分極波（T波）が記録される** というルールが破られたときに何か理由がある、という見方ができます。虚血性心疾患、ブルガダ（Brugada）症候群、不整脈原性右室心筋症（V_3誘導以降にも陰性T波が出現する→ p.153）など心筋の活動電位持続時間の異常がT波異常を起こすことも納得だと思います。

　もう1つのT波異常の成因として、脚ブロックに代表される **脱分極の時相的な変化によって生じる** ものがあります。例えば、左脚ブロックでは興奮の順番が右室から左室となるため、V_1誘導で幅広いS波（遠ざかっていく）と引き続くST-Tは陽性となります。脚ブロックではQRS波の方向と **逆の方向のT波が形成される** こと（disconcordance）が通常となります。この法則がわかっていれば、左脚ブロック時にQRS波と同じ方向のT波が形成されること（concordance）はおかしい、と気づくはずです。Sgarbossa基準として有名なので、興味があれば調べてみてください（感度は低いため、要注意）。

　ちょっと難しいところもあったと思いますが、中級者から上級者へ進むためには、単純なパターン認識やリアルではない模式図での説明ではどうしても越えられない壁があります。そんなときに、この解剖とイオンチャネルの基礎知識をもとに考えていくと、さらに "おもしろい！" と沼にはまるのではないかと思います。興味のある人は参考文献として挙げた成書3冊へと進んでみてください。

（福永真人）

文献

1）井川修：テキスト臨床心臓構造学：循環器診療に役立つ心臓解剖．南江堂，東京，2022．
2）井川修：臨床心臓構造学 不整脈診療に役立つ心臓解剖．医学書院，東京，2011．
3）山下武志：心筋細胞の電気生理学 イオンチャネルから、心電図、不整脈へ．メディカルサイエンスインターナショナル，東京，2002．

心電図トレーニング

心電図 No.01〜50（設問001〜100）

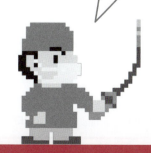

心電図王をめざして、
重ねて解いて、レベル上げ！

心電図を極めるには、2つの力が必要です！

① 所見 を見逃さない力
② 所見を統合して、病態 を解明する力

不整脈エキスパートの医師50人が選んだ心電図50枚と、この2つの力の向上をねらった2問（計100問）を解いて、レベルアップをめざしましょう。

1問目は、所見を見逃さない力を問う「ベーシックレベル」　検定2〜3級 学習者レベル

2問目は、病態を解明する力を問う「チャレンジレベル」　検定1級 学習者レベル

ページをめくれば、解説が書いてあります。
そのため、トレーニングも好きなように進めてください。

これから学ぶ人は、ベーシックレベルの50問を解いて自信をつける！
レベルアップをめざす人は、2問を同時に解いて、より深い知識を！
時間がない人は、逆引きCONTENTS→p.221を使って効率よくテーマ別に！
もっと学びたい人は、EP大学などのSNSでも関連知識をチェック！

アイコンの見方

本書では、編者による心電図の「難易度」と「レア度」（臨床での遭遇）を下記のアイコンで表現しています。

難易度

ノーマル（NORMAL）

ハード（HARD）

ベリーハード（VERY HARD）

レア度

ノーマル（NORMAL）

レア（RARE）

スーパーレア（SUPER RARE）

心電図 No. 01

難易度　レア度

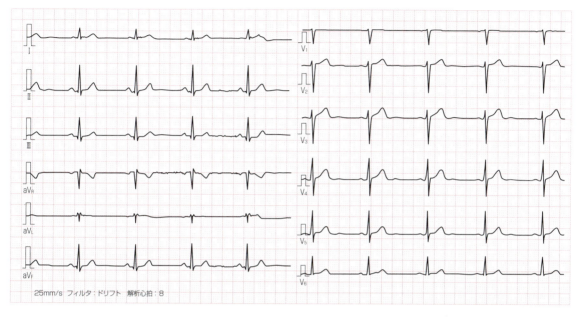

44歳男性。最近、仕事が忙しかった。本を執筆している最中に、突然の意識消失発作を認めた。

設問001 ▷ ベーシック Level

心電図所見として**正しい**のはどれか。

選択肢　① デルタ波　② R波増高不良　③ 正常洞調律　④ QT短縮　⑤ U波減高

解答 ▶

設問002 ▷ チャレンジ Level

所見を組み合わせると、**推定される**疾患はどれか。

選択肢　① ラウン・ギャノン・レバイン（LGL）症候群
　　　　② 束枝心室副伝導路（FVP）　③ 疲労のみ
　　　　④ 高カルシウム血症　⑤ QT短縮症候群（SQTS）3

解答 ▶

心電図 No. 01 解答と解説　（永嶋孝一）

心電図の主な所見 ▶ 正常洞調律

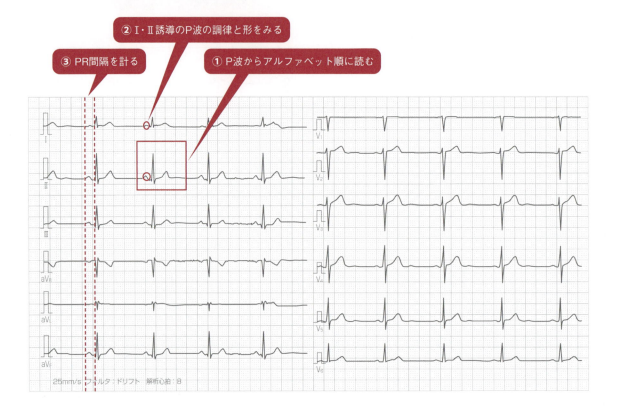

設問001 ▶ 解答③ 正常洞調律

　心電図の読み方をマスターするコツは、**P波からアルファベット順に読んでいく**ことです。**P波（調律／形）→ PR間隔 → QRS波（軸／幅）→ ST → T波（極性／QTc）→ U波**の順に読みましょう ➡①。目立つ所見から読む癖がついてしまうと、隠れている重要な所見を見落としてしまいます。面倒くさくても調律から順に読む癖をつけ、見落としなく自信を持って診断しましょう。

　Ⅰ、Ⅱ誘導のP波が陽性で「洞調律」と診断したら、次はP波の形状の評価の順です。**正常のP波はⅡ誘導で波高が0.25mV（2.5mm）未満、幅が0.12秒（3mm）未満、V_1で波高が0.2mV（2mm）未満**なので、異常を認めないですね ➡②。**PR間隔も計り、0.16秒（4mm）で基準値**です ➡③。

　その後も順に読んでいきましょう。そして各正常値を学ぶには、『EP大学3ステップで学ぶ心電図』[1)]をぜひ読んでみてください。

LGL症候群
Lown-Ganong-Levine syndrome、ラウン・ギャノン・レバイン症候群。

SQTS
short QT syndrome、QT短縮症候群。

▷ 正常洞調律の基準値

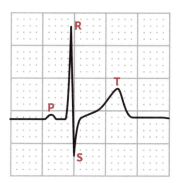

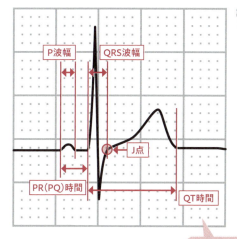

記録スピード25mm/秒
（1mm＝0.04秒）

P波幅：3mm以下
QRS波幅：3mm以下
PR/PQ時間：3〜5mm
ST変化はJ点で判断
QT時間は補正が必要

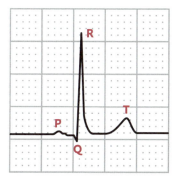

	極性	陽性
P波	形	Ⅱ誘導で波高が0.25mV（2.5mm）未満
		幅が0.12秒（3mm）未満
		V₁誘導で波高が0.2mV（2mm）未満
PR（PQ）間隔	時間	0.12〜0.20秒（3〜5mm）
QRS波	軸	−30〜＋90°
	幅	0.12秒（3mm）以下
	波高	低電位：四肢誘導＜0.5mV（5mm） 　　　　胸部誘導＜1.0mV（10mm） 高電位：V₁誘導のS波＋V₅₍₆₎誘導のR波 　　　　＞3.5mV（35mm） 　　　　V₅₍₆₎誘導のR波＞2.6mV（26mm）
ST	変化	1mm以上の上昇／低下がない
T波	極性	陽性
	QTc	男性＜470ms、女性＜480ms
U波	形	陽性かつT波を超えない高さ （aV_R誘導の陰性）

12誘導のうち、1番はじめにP波が立ち上がっている誘導のP波スタートから、1番はじめにQRS波が立ち上がっている誘導のR波（Q波）直前まで

電気興奮ベクトルがどう向いているかイメージすることが、より重要

J点（QRS波とSTの接合部）でみる

設問002 ▶ 解答 ③ 疲労のみ

　各波の基準値を把握して読んでいくと、この心電図は正常であることがわかると思います。そうです、じつは意識消失発作を起こした44歳男性は、今この本を書いている僕です。疲れでうたた寝をしてしまいました。
　ただ、これはふざけているのではありません。心電図を読むにあたって、**正常心電図を「正常」と言い切るのが最も難しい**のです。特に主訴があるような場合には。さらに、この心電図に対して、悩ませるような選択肢のある問題が2問も設けられていると、自信をもってすぐに答えられた人は少なかったのではないでしょうか？　——実臨床では、このようなことばかりです。ぜひ、すべての基準値を頭に入れ、正常を正常と言い切る力を養ってください。そして、心電図だけで病態を判断することに限界があることも、同時に知っておいてくださいね。その他の所見と組み合わせてみるように心がけましょう。

ベーシック▶チャレンジへ　レベルアップにつながるポイント

- まず基本的な読み方として、Ⅰ、Ⅱ誘導のP波から"洞調律"であることを確認していきましょう。
- 正常心電図であると言い切ることが、じつは最も難しいです。

文献
1) 永嶋孝一, 新井陸, 深谷英平, 他：EP大学3ステップで学ぶ心電図 臨床や心電図検定で、ワンランク上を目指そう, 2023.

心電図 No. 02

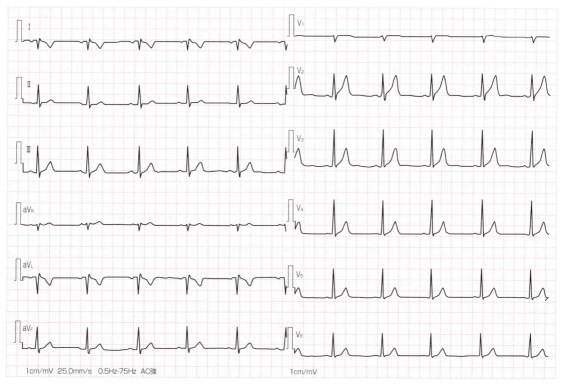

30歳男性。検診で心電図異常が指摘された。

設問003 ▷ ベーシック Level

心電図所見として、**正しい**のはどれか。

選択肢　① 右胸心　② 右軸偏位　③ 心電図電極の付け間違い　④ I度房室ブロック　⑤ 左軸偏位

解答 ▶

設問004 ▷ チャレンジ Level

どこの心電図電極の付け間違いか？

選択肢　① 右手と右足　② 右足と左足　③ 左手と左足　④ 右手と左手　⑤ 右手と左足

解答 ▶

心電図 No. 02 解答と解説 （徳田道史）

心電図の主な所見 ▶ 左右上肢電極の付け間違い

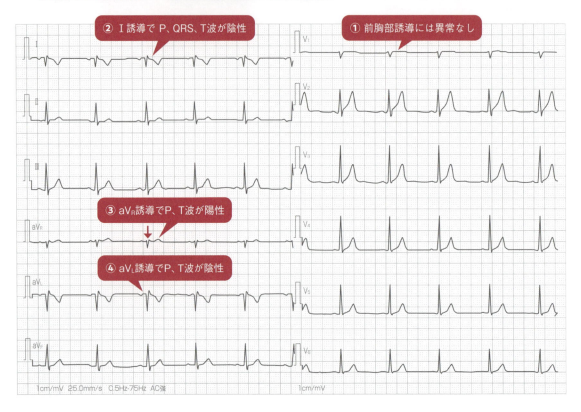

① 前胸部誘導には異常なし
② Ⅰ誘導で P、QRS、T波が陰性
③ aV_R誘導でP、T波が陽性
④ aV_L誘導でP、T波が陰性

設問003 ▶ 解答③ 心電図電極の付け間違い

心電図において、Ⅰ、Ⅱ、Ⅲ誘導は双極誘導です。aV_R、aV_L、aV_F、V_{1-6}誘導は右上肢、左上肢、左下肢、V_{1-6}各誘導と不関電極との間の単極誘導です。右下肢電極は neutral electrode（中性の電極）です。

この心電図は、左右上肢の電極の付け間違いによるものです。電極位置を訂正した心電図を右記に提示します。

> **Ⅱ PAUSED** −ちょっと一休み− ▶
>
> **右胸心と電極付け間違いは似ている!?**
>
> 右胸心と左右上肢誘導の心電図電極の付け間違いは、四肢誘導に似たような変化を引き起こします。しかし、①右胸心ではV_1誘導からV_6誘導にかけてQRS波が次第に減高していくのに対し、四肢誘導の③心電図電極の付け間違いでは**胸部誘導（V_1〜V_6）には影響を与えません** 。この点が鑑別のポイントとなります。（詳細は → p.71）

▷ **正常の心電図（正しい電極位置のもの）**

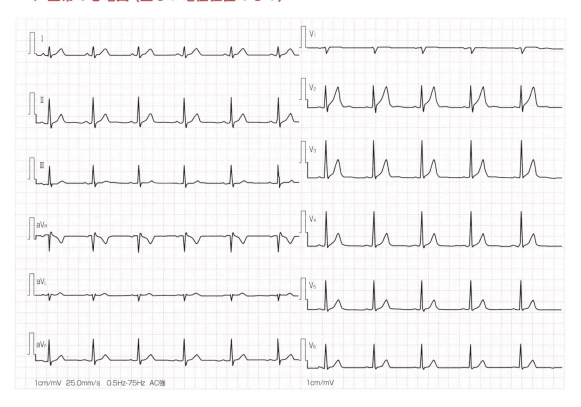

設問004 ▶ 解答 ④ 右手と左手

　心電図電極の左右上肢付け間違いでは、以下の特徴的な変化が現れます。

▷ **電極の装着部位と電流の向き**

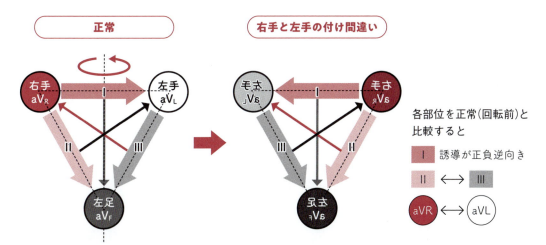

▷ 電極の付け間違いによって心電図に現れる変化

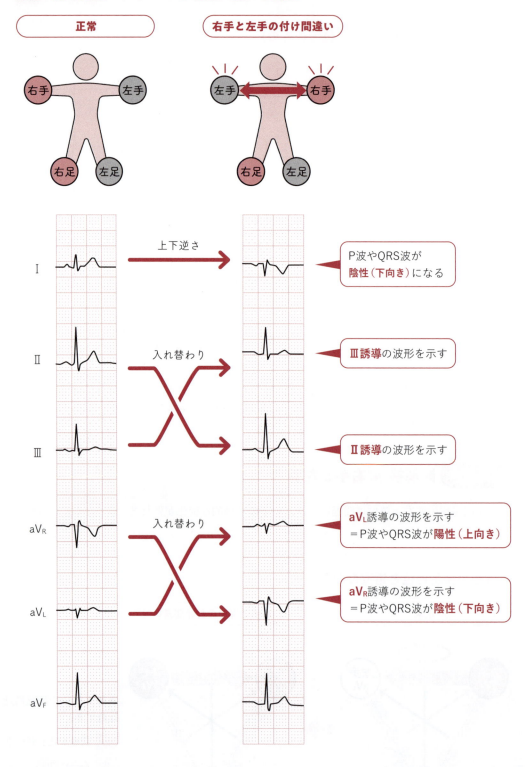

見比べてみると、左右上肢の電極付け間違いにより、Ⅰ誘導が左右反転、Ⅱ誘導とⅢ誘導が入れ替わり、aV_R 誘導と aV_L 誘導が入れ替わることがわかります。

1. Ⅰ誘導の変化

　正常な配置では、Ⅰ誘導は左手（黄）を陽極（＋）、右手（赤）を陰極（－）として記録します。

　右手と左手を逆に貼った場合、Ⅰ誘導は上下反転し、通常とは正負が逆転します。つまり、通常陽性（上向き）となる P 波や T 波が陰性（下向き）となります ➡❷。

2. Ⅱ誘導とⅢ誘導の変化

　Ⅱ誘導とⅢ誘導は以下の関係をもちます。
正常な配置では、Ⅱ誘導は左足（緑）を陽極（＋）、右手（赤）を陰極（－）とし、Ⅲ誘導は左足（緑）を陽極（＋）、左手（黄）を陰極（－）として記録します。

　右手と左手が逆の場合、Ⅱ誘導とⅢ誘導が入れ替わります。つまりⅡ誘導がⅢ誘導の波形を示し、Ⅲ誘導がⅡ誘導の波形を示します。

3. aV_R 誘導と aV_L 誘導の変化

　正常な配置では、aV_R 誘導は右手（赤）と中性電極間の電位差を記録し、aV_L 誘導は左手（黄）と中性電極間の電位差を記録します。

　右手と左手が逆の場合、aV_R 誘導と aV_L 誘導が逆転します。そのため、通常、aV_R 誘導は P 波、T 波が陰性（下向き）ですが、この場合は陽性（上向き）となります ➡❸。反対に、aV_L 誘導の P 波や T 波は陰性（下向き）となります ➡❹。通常、aV_L 誘導の QRS 波は陽性ですが、本症例は陰性のため、入れ替わった先の aV_R 誘導の QRS 波は陰性になっています。

　心電図において、以下のような所見に違和感を感じると、電極付け間違いに気づきやすくなります。右手電極と左手電極の付け間違いは、心電図波形に独特の反転や逆転を引き起こします。特に、**Ⅰ誘導で P 波が陰性になり、aV_R 誘導で P 波、T 波が陽性になる**点が診断の鍵となります。このような所見を認めた場合は、電極の接続を再確認することが重要です。

▷ 臨床における電極付け間違いの気づきポイント

誘導		気づきポイント
Ⅰ誘導	P波、T波が陰性	・通常、Ⅰ誘導のP波は陽性 ・陰性である場合は、違和感を感じる
aV_R誘導	P波、T波が陽性	・通常、aV_R誘導ではP波、T波が陰性 ・陽性である場合は、付け間違いの可能性がある

ベーシック▶チャレンジへ　レベルアップにつながるポイント

- 最初にⅠ誘導、aV_R誘導をチェックする癖をつけましょう。
- どの電極が"逆さの関係"または"入れ替わり"かを考えると、付け間違いの電極がわかります。

No. 03

心電図 No. 03

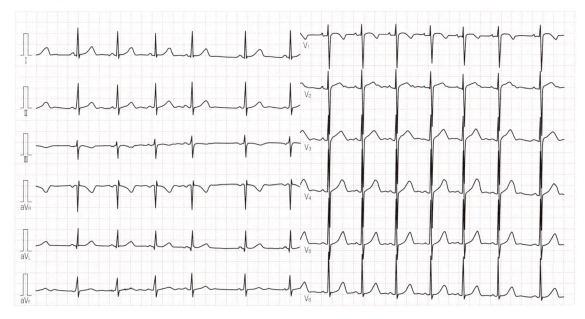

15歳女性。健康診断で脈拍不整を指摘され、受診した。

設問005 ▷ ベーシック Level

心電図所見として、**正しい**のはどれか。

選択肢 ① 洞不整脈　② 冠静脈洞調律　③ 洞調律＋心室期外収縮
④ 洞調律＋心房期外収縮　⑤ 心房頻拍

解答 ▶

設問006 ▷ チャレンジ Level

この不整脈について**誤っている**のはどれか。

選択肢 ① 呼吸性変動である　② 加齢により顕著になる
③ 迷走神経活性を反映している　④ 心拍変動解析で高周波成分に該当する
⑤ 治療は不要である

解答 ▶

心電図 No.03 解答と解説 （筒井健太）

心電図の主な所見 ▶ 洞不整脈

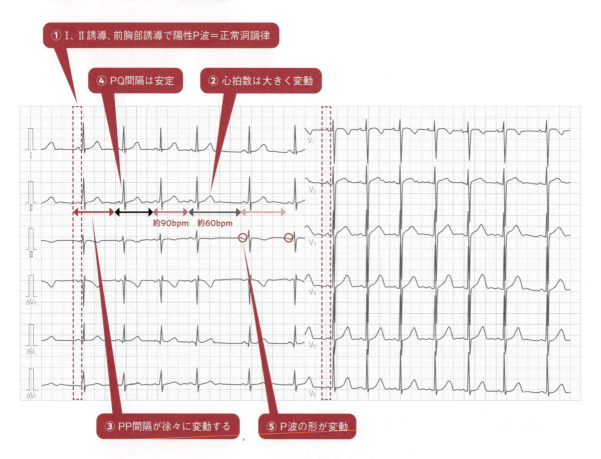

① Ⅰ、Ⅱ誘導、前胸部誘導で陽性P波＝正常洞調律
④ PQ間隔は安定
② 心拍数は大きく変動
③ PP間隔が徐々に変動する
⑤ P波の形が変動
約90bpm　約60bpm

設問005 ▶ 解答① 洞不整脈

　Ⅰ、Ⅱ、aV_F、V_1誘導で陽性のP波を認め、洞調律だと考えられます ➡①。心拍数は60〜90bpm前後 ➡② で、数秒の間に大きく変動しています。ただ、ランダムではなく、**徐々に増加し、その後、徐々に減少に転じています** ➡③。**PQ間隔は安定**しています ➡④。以上の所見から、①洞不整脈と考えられます。

　正常洞調律の心拍数は、**右房・上大静脈接合部にある洞結節から繰り返し発生するインパルスの回数そのもの**です。洞結節内部に多数存在するペースメーカ細胞が関与しています。心拍数は常時変動しています。洞不整脈は、洞調律の呼吸性変化です。呼吸に合わせて、迷走神経からの信号が洞結節に入力され、徐拍化します。このことから、呼吸性洞不整脈（RSA）とも呼ばれます。洞不整脈そのものに、積極的な治療は不要です。

RSA
respiratory sinus arrhythmia、呼吸性洞不整脈。

設問006 ▶ 解答 ② 加齢により顕著になる

　洞不整脈は**小児や若年者でより顕著**（②）で、成人・高齢者では目立たなくなります。洞不整脈の心拍変動（HRV）は、その時々の心臓への**迷走神経の活性を反映しているもの**（③）と考えられています。特に、**高周波成分（HF成分）が呼吸性変動に該当し**、洞不整脈の程度と連動します（①、④）。

　小児・若年者の固有心拍数（洞結節本来の心拍数）は、安静時心拍数よりもかなり速く、**迷走神経によるレートコントロールが常時必要**（⑤）です（一般的に、固有心拍数のままでは安静時心拍数と比べて早すぎるため、迷走神経によって心拍数が落とされている。その証拠に、迷走神経遮断薬であるアトロピン硫酸塩を注射すると、ほとんどのケースで心拍数は上昇する）。そのため、安静時の力関係は、迷走神経＞交感神経であり、洞不整脈が大きく出ると考えられます。

　一方で、固有心拍数は加齢とともに直線的に減少します（10年で約6bpm程度）。結果、徐々に固有心拍数は安静時心拍数に近づき、若いころのような迷走神経によるレートコントロールが不要になります。洞結節に対する迷走神経と交感神経のバランスが取れ（＝迷走神経の存在感が相対的に減少し）、洞不整脈が目立たなくなります。

　この心電図をよく見ると、**P波の形態はごくわずかに変動しています（特にⅢ誘導）** ➡ ⑤。形態の変化が連続的なので、心房期外収縮（APC）というよりは、洞結節・心房間伝導（SAC）がわずかに変動しているのか、呼吸による心臓の位置の変化が原因ではないかと推察されます。

HRV
heart rate variability、心拍変動。洞調律のときの心拍は、常時わずかにゆらいでいる。そのゆらぎをさまざまな手法で解析することで診断的情報を得る。平均値や標準偏差などの「time domain」、周波数分析を解釈する「frequency domain」、より高度で複雑な「nonlinear domain」などがある。

高周波成分
high frequency component。前述のHRV frequency domainでよく出てくる。本設問で扱う呼吸による心拍変動は、HRVの成因で影響力が強く、ほかの原因（たとえば概日リズムなど）と比較して周波数が高い（頻繁に起きる）。HF成分と略すこともある。迷走神経から心臓への入力を反映している、と考えられる。

SAC
sinoatrial conduction、洞結節・心房間伝導。洞結節内部で生じた活動電位が心房に伝わる経路。

ベーシック ▶ チャレンジへ　レベルアップにつながるポイント

- 洞調律は洞結節内部に多数存在するペースメーカ細胞が関与し、心拍数は常時変動しています。洞不整脈は呼吸に合わせて変動します。
- 固有心拍数（洞結節本来の心拍数）は、迷走神経によるレートコントロールを受けており、若年者のほうが洞不整脈の変動が顕著です。

⏸ PAUSED －ちょっと一休み－ ▶

じつは不思議な正常洞調律

　正常洞調律というのは不思議なものです。右房・上大静脈接合部にある洞結節から電気信号が出るのは明らかです。しかし、それ以上のこと─例えば、結節内部でどのように電気信号が沸き上がり、心房へ向けて放出されていくか、なぜヒトの安静時心拍数は60〜90bpm前後におさまるのか。HRVは何のためにあるのか。運動時の最大心拍数が加齢とともに徐々に減少する理由は何か。洞結節細胞は何個あれば正常洞調律を維持するのに十分なのか。結節からはみ出たペースメーカ細胞は何をしているのか…など、洞結節の発見から100年以上が経過した現在でも、そのほとんどは未解明なのが実情なのです。

　圧倒的にサイズや起電力が小さい洞結節が、心房筋に抑制されるのではなく、反対に心房筋を常時駆動できるというのは、よく考えると不思議な現象です。

　結節内部では、細胞レベルで自動能を有するペースメーカ細胞という、作業心筋と比較して細くて小さい特殊心筋がネットワークを形成し、チームで活動しているようです。その様子は、複雑怪奇な脳神経ネットワークの活動のようにも見えます。もしかしたら、ペースメーカ細胞以外の周辺細胞も重要なのかもしれません。

心電図 No. 04

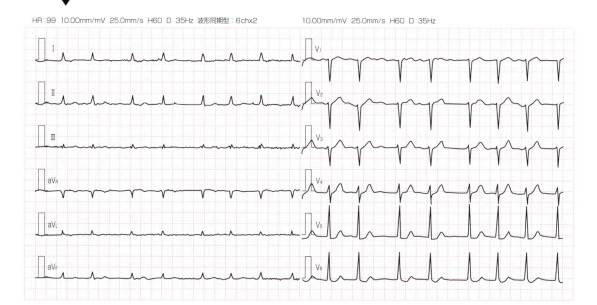

73歳女性。動悸、息切れを主訴に来院した。

設問007 ▷ ベーシック Level

心電図所見で**正しい**のはどれか。**2つ**選べ。

選択肢 ① 心房細動 ② 心房粗動 ③ 心房頻拍 ④ 四肢低電位
⑤ 急性前壁心筋梗塞

解答 ▶

設問008 ▷ チャレンジ Level

心臓超音波検査で15mmの左室肥大を認めた。疑われる疾患に**特徴的でない所見**はどれか。

選択肢 ① 四肢低電位 ② R波増高不良 ③ 心房細動 ④ V_{5-6}誘導でのST低下
⑤ 房室ブロック

解答 ▶

心電図 No. 04 解答と解説 （金澤尚徳）

心電図の主な所見 ▶ 心房細動調律、四肢低電位、前胸部誘導の R 波増高不良

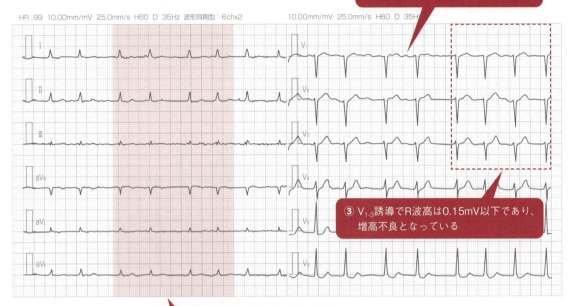

① 細動波を認め、心房細動調律である

② 四肢誘導でQRSの電位波高は0.5mV以下の低電位を呈している

③ V₁₋₃誘導でR波高は0.15mV以下であり、増高不良となっている

設問007 ▶ 解答 ① 心房細動、④ 四肢低電位

まずは調律をみてみましょう。**P 波ははっきりせず、洞調律ではありません。細動波（f 波）→p.118** がみられますが、通常型心房粗動（Common AFL）に特徴的な鋸歯状波や regular な心房波はみられず、②心房粗動（AFL）や③心房頻拍（AT）でもなさそうです ➡①。したがって、これは、①心房細動（AF）調律と考えられます。

四肢誘導の波高は0.5mV を下回っており、④四肢低電位を呈しています ➡②。また**V₁₋₃誘導に R 波の増高不良（poor R progression、0.15mV 以下）**を認めますが ➡③、ST 上昇はみられず、⑤急性前壁心筋梗塞を疑わせる所見ではありません。

本症例は、野生型トランスサイレチン型心アミロイドーシス（野生型 ATTR-CM、次ページの表を参照）の症例です。この疾患では左室肥大を認めるにもかかわらず、低電位所見が13～40％にみられます。また冠動脈疾患がないにもかかわらず、異常 Q 波や R 波増高不良を16～71％と高頻度に認めます。そして、心房細動の合併率が27～67％と高率にみられます。

AFL
atrial flutter、心房粗動。

AT
atrial tachycardia、心房頻拍。

AF
atrial fibrillation、心房細動。

四肢低電位
すべての四肢誘導でQRS波の電位が5mm以下。

ATTR-CM
transthyretin amyloid cardiomyopathy、トランスサイレチン型心アミロイドーシス。

No.04

設問008 ▶ 解答④ V₅₋₆誘導でのST低下

　高齢の患者で左室肥大を呈する症例です。左室肥大を認めるにもかかわらず、①四肢誘導は低電位（0.5mV以下）→② を呈しています。また調律は③心房細動です→①。前胸部の②R波増高不良（0.15mV以下）を認め→③、以上のような特徴は心アミロイドーシスでしばしばみられる所見です。

　本症例は高齢であり、前述の特徴のほか、刺激伝導系にアミロイドの沈着を伴うことで⑤房室ブロックを11〜33%の症例で認め、12〜16%で右脚ブロック（RBBB）、7〜40%で左脚ブロック（LBBB）などの心室内伝導障害も認めることがあります。そして、③心房細動の合併率が27〜67%と高率にみられます。④ST-T変化は、本疾患に特異的な所見ではありません。

RBBB
right bundle branch block、右脚ブロック。

LBBB
left bundle branch block、左脚ブロック。

手根管症候群
手根管内圧が上昇することで起こる絞扼性神経障害。特発性のことが多い。

▷ 野生型ATTR-CMの心電図所見と臨床症状

病態	・加齢が原因で、トランスサイレチンを前駆タンパクとした異常アミロイド線維が心臓に沈着することで機能障害を起こす
心電図の所見	①四肢低電位 ②胸部誘導QS型（V₁〜V₃） ③刺激伝導系障害（房室ブロック、脚ブロック、心室内伝導障害） ④心房細動、心房粗動、心房頻拍 ⑤心室性不整脈
臨床症状	①浮腫、息切れなどの心不全症状 ②頻脈性不整脈による動悸 ③徐脈性不整脈によるめまい、ふらつき ④手根管症候群の合併（手のしびれ、疼痛） ⑤脊柱管狭窄症の合併（腰痛、歩行障害）

ベーシック▶チャレンジへ　レベルアップにつながるポイント

- 高齢、四肢低電位、前胸部のR波増高不良を認めたら、心アミロイドーシスを鑑別に挙げるようにしましょう。
- 心アミロイドーシスには心房性不整脈、伝導障害を高率に合併することも、診断のヒントになりますね。

II PAUSED －ちょっと一休み－

「低電位」「偽梗塞パターン」「不整脈」をみたら、心アミロイドーシスを疑おう！

　近年、ピロリン酸心筋シンチグラフィー（核医学検査）の普及および、タファミジスメグルミン（ビンダケル®）など新しい治療薬の登場により、トランスサイレチン型心アミロイドーシス（ATTR-CM）と診断、治療をされる症例が増えています。

日本版レッドフラグの症状・所見と各種検査で確定診断へ

　日本版レッドフラッグ[1]で提唱されているように、12mm 以上の左室肥大を認め、年齢（60歳以上）や心電図所見（低電位、偽梗塞パターン）、心不全症状、既往歴（手根管症候群、脊柱管狭窄症）、画像（心臓 MRI）、検査（トロポニン）所見などで当てはまるものがあれば、ピロリン酸心筋シンチグラフィーを行います。その後、陽性かつ AL アミロイドーシスの除外ができれば、ATTR-CM の probable 診断となります。加えて、生検結果および遺伝子検査により、野生型あるいは遺伝性 ATTR-CM の確定診断が得られれば、治療へとつながります。

心電図の所見から ATTR-CM を見抜く

　この診断、治療のためには本疾患を疑うところから始まり、手始めに**心電図から疑う**ことも非常に重要でしょう。**低電位**は遺伝性 ATTR-CM の 23〜38%、野生型 ATTR-CM の 13〜40% にみられ、**偽梗塞パターン**は遺伝性 ATTR-CM の 18〜69%、野生型 ATTR-CM の 18〜71% に認められます。疾患特異的ではありませんが、これらの所見があれば本疾患を疑うヒントとなります。また、特に野生型 ATTR-CM では、心房細動（AF）を 27〜67% に合併するなど、心房粗動（AFL）や心房頻拍と合わせて、**不整脈の合併がきわめて多い**ことも特徴的です。

　これらの不整脈に対して、特に有症候性であったり、無症候性でも発症 1 年程度までであったりする不整脈に対して、カテーテルアブレーションを行うことで、それを行わなかった群と比べて有意に心不全入院、心血管死、全死亡が減少したと報告されており[2]、近年では ATTR-CM に対するさまざまな積極治療が行われるようになってきています。

　しかしながら、やはり診断をしなければ本疾患の治療には至りません。また、ATTR-CM に合併した心房頻拍、心房粗動のなかには、きわめてカテーテルアブレーション治療にも難渋するケースも含まれます[3]。そのため、背景疾患が ATTR-CM であると認識しておくことが重要であり、本症例のような心電図所見から ATTR-CM を疑う目を養うことが大切です。

文献

1) Inomata T, Tahara N, Nakamura K, et al. Diagnosis of wild-type transthyretin amyloid cardiomyopathy in Japan: red-flag symptom clusters and diagnostic algorithm. *ESC Heart Fail* 2021;8(4):2647-2659.
2) Kanazawa H, Takashio S, Hoshiyama T, et al. Clinical outcomes of catheter ablation for atrial fibrillation, atrial flutter, and atrial tachycardia in wild-type transthyretin amyloid cardiomyopathy: a proposed treatment strategy for catheter ablation in each arrhythmia. *Europace* 2024;26(6):euae155.
3) Kanazawa H, Ito M, Kawahara Y, et al: Multiple focal atrial tachycardia as a characteristic finding of intractable arrhythmia associated with wild-type transthyretin amyloid cardiomyopathy. *HeartRhythm Case Rep* 2022;8(6):420-424.

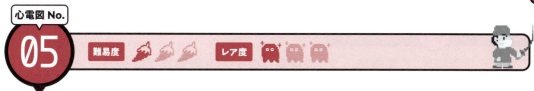

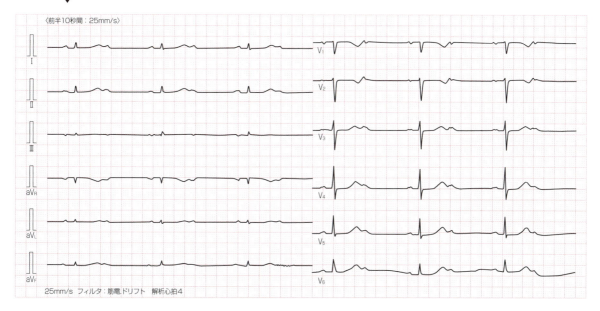

85歳女性。倦怠感を主訴に循環器内科紹介となった。

設問009 ▷ ベーシック Level

心拍数として**最も正しい（近い）**のはどれか。

選択肢　① 25bpm　② 30bpm　③ 35bpm　④ 40bpm　⑤ 45bpm

解答 ▶

設問010 ▷ チャレンジ Level

心電図所見として**正しい**のはどれか。**2つ**選べ。

選択肢　① 洞徐脈　② Ⅱ度房室ブロック　③ Ⅲ度房室ブロック　④ 低電位
　　　　⑤ 非伝導性心房期外収縮

解答 ▶

心電図 No. 05 解答と解説 （矢加部大輔）

心電図の主な所見 ▶ 洞調律、2：1房室ブロック（Ⅱ度房室ブロック）、四肢導低電位

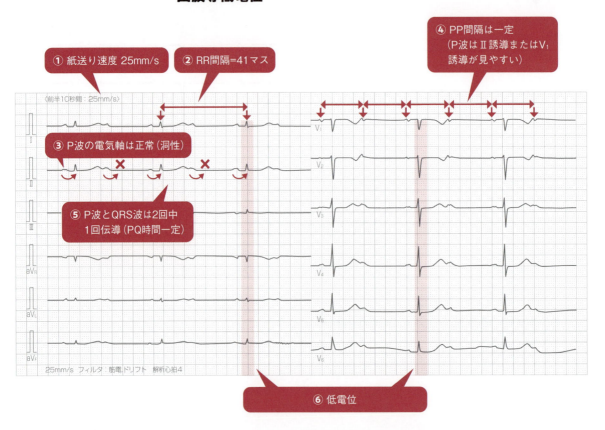

設問009 ▶ 解答 ③ 35bpm

　まず、心電図を見たときは、設定がいつもどおりか、それとも違うのか、必ず確認しましょう。**紙送り速度が25mm/s（1秒＝25マス）**→①、1cm＝1mVであり、よく臨床で目にする設定であることがわかります。

　最初のR波から数えて300、150、100、75、60…という単純な心拍数の数え方でもよいのですが、せっかくなので正確に計算してみましょう。1秒＝1000ms（ミリ秒）なので、1000（ms）÷25（マス）＝40ms/1マスになります。60000を分子、RR間隔を分母にすると心拍数が計算できます。**RR間隔は41マス**→②、つまり41×40ms＝1640msなので、60000÷1640≒36.6回/分（bpm）と計算できます。これに最も近い選択肢は、③35bpmになります。

設問010 ▶ 解答 ② Ⅱ度房室ブロック、④ 低電位

　心電図を細かく読む必要のある問題です。**P波は一定の間隔で出現しており、Ⅰ、Ⅱ、aV_F 誘導で陽性、V_1 誘導で陽性／陰性、V_{2-6} 誘導で陽性**であることから、正常洞調律です（PP間隔は40マス、心拍数として前述の方法で計算すると、心房心拍数は75bpmであり、①の洞徐脈は否定的です）→③④。この所見から、選択肢⑤の非伝導性心房期外収縮（nonconducted APC）は否定できます。

　次に房室伝導ですが、**PQ間隔が一定であるにも関わらず、2回のP波に対して1回のQRS波しか出現しておらず**→⑤、2:1房室ブロックと診断できます。選択肢にはⅡ度房室ブロックとⅢ度房室ブロックしかありませんが、2:1房室ブロックは分類上、Ⅱ度房室ブロックに該当します（③Ⅲ度房室ブロックは、P波とQRS波がつながらないため、PQ間隔が一定になることはない）。

　四肢誘導の**QRS波高が5mm以下、または胸部誘導のQRS波高が10mm以下**で低電位と診断します→⑥。したがって④も正解です。

nonconducted APC
nonconducted atrial premature contraction、非伝導性心房期外収縮。

ベーシック▶チャレンジへ　レベルアップにつながるポイント

- マス目から心拍数の計算をできるようになっておきましょう。
- PP間隔、RR間隔、PQ時間のそれぞれの関係性から判読していきましょう。

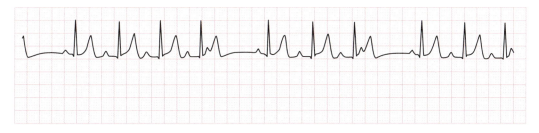

9歳女児。動悸で救急外来を受診した。Narrow QRS regular頻拍を認め、ベラパミル塩酸塩で停止した後のモニター心電図を示す。

設問 011 ▷ ベーシック Level

心電図所見として**正しい**のはどれか。

選択肢 ① 洞不整脈　② 移動性ペースメーカ　③ ペースメーカ移動
④ ウェンケバッハ型房室伝導　⑤ モービッツⅡ型房室伝導

解答 ▶

設問 012 ▷ チャレンジ Level

初診時のnarrow QRS regular頻拍の診断について、**可能性が高い**のはどれか。

選択肢 ① 房室結節リエントリー頻拍　② 房室回帰頻拍
③ 巣状興奮型心房頻拍　④ 頻脈性房室接合部頻拍
⑤ 通常型心房粗動

解答 ▶

心電図 No. 06 解答と解説 （深谷英平）

心電図の主な所見 ▶ ウェンケバッハ型房室伝導

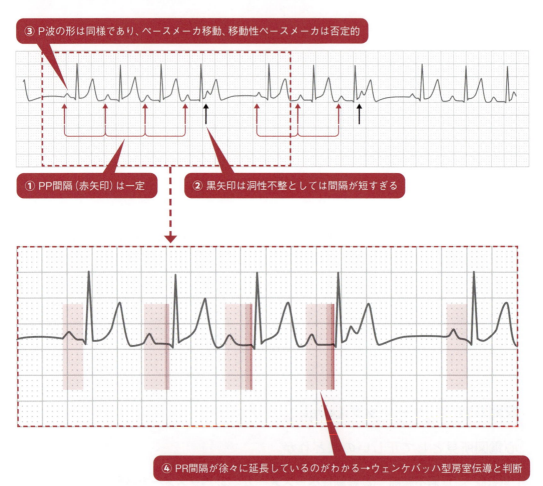

設問011 ▶ 解答④ ウェンケバッハ型房室伝導

洞不整脈

選択肢①洞不整脈（sinus arrhythmia）は、**心拍が一定のリズムを保ちながらも、呼吸や自律神経の影響によって、わずかな変動が生じる**生理的な心拍リズムの変動を指します。

この現象は主に呼吸と関連しており、特に若年者や健康な成人に多くみられます。**吸気時に心拍数が増加し、呼気時に減少するというパターンが典型的**です。これは正常な自律神経反応の一部であり、一般的には病的ではありませんが、心拍数の不規則な変動が著しい場合や持続的に不規則な場合は、他の疾患が疑われることもあります。特に若い人やスポーツ選手で顕著に現れることが多く、加齢とともにその頻度は減少する傾向にあります。

洞不整脈とされる心拍数の揺らぎは、通常、10～20％以内の変動が基準とされています。具体的には、**心拍数が吸気と呼気の間で10～20％程度の変動を示す**場合が洞不整脈とみなされます。ただし、この基準は年齢や個人差、体の状態（運動やストレスの有無など）によって異なるため、一概に特定の割合だけを基準とするのは難しい場合もあります→ **p.25**。

本症例では、図の上に示すとおり、**赤矢印で示すPP間隔は一定で** ➡①、その後の1拍（黒矢印）で示した、**タイミングが異なるP波は、かなり早期のタイミングで出現している**ため ➡②、洞不整脈とはいいづらいと考えます。

移動性ペースメーカ・ペースメーカ移動

②移動性ペースメーカ（wandering pacemaker）と③ペースメーカ移動（pacemaker shift）は似ている病態です。P波の形が都度変化する、つまり歩調取する首座が移動していく（wandering）のが移動性ペースメーカ、通常の洞調律の位置から別の場所に移動したものがペースメーカ移動（shift）です。3つ以上の異なるP波があるのが移動性ペースメーカ、洞調律のP波以外にもう1つだけ異所性調律がある場合がペースメーカ移動、という概念になります。日本語では混乱する表現で、英語とともに覚えることをお勧めします。

本症例では、**P波の形は基本的に1種類で、黒矢印のものは歩調取りをしている心拍ではないので** ➡③、この2つの診断にはなりません。

ウェンケバッハ型房室伝導・モービッツⅡ型房室伝導

房室伝導についての所見です。④ウェンケバッハ（Wenckebach）型房室伝導と⑤モービッツ（Mobitz）Ⅱ型房室伝導を一緒に解説します。

ウェンケバッハ型房室伝導とは、PR時間が徐々に延長、つまり房室伝導が徐々に伝導遅延を起こし、最後に途絶する所見です。また、脱落した後の次の心拍ではPRが短縮する（回復する）というのがポイントになります。一方でモービッツⅡ型房室伝導は、PR時間の延長を伴わず、突然QRS波が脱落するパターンの房室伝導を示します。ウェンケバッハ型房室ブロックは、モービッツⅠ型房室ブロックともいわれます。それぞれ人名に由来します。

本症例では、**解説図→ p.36** に示すとおり、**PR時間が徐々に延長**してきているので ➡④、④ウェンケバッハ型房室伝導が正解となります。ベラパミル塩酸塩投与（房室伝導抑制効果）の影響で、**もともとPRがやや長め**になっています。最後のQRS波の脱落については別の所見が重なっており、完全なQRS波脱落とはいえないので、もう少し詳しい解説がほしい人は次ページの解説を参照してください。

設問012 ▶ 解答 ② 房室回帰頻拍（ORT）

　Narrow QRS regular 頻拍（narrow QRS 頻脈）を生じる頻拍回路の同定は、最近さらに複雑化してきており、以下の8つを考えるとされています（心電図のみで同定できるものばかりではなく、それぞれの詳細は電気生理学の成書を参照）。

AVNRT
atrioventricular nodal reentrant tachycardia、房室結節リエントリー頻拍。

▷ **Narrow QRS regular 頻拍を生じる頻拍回路**

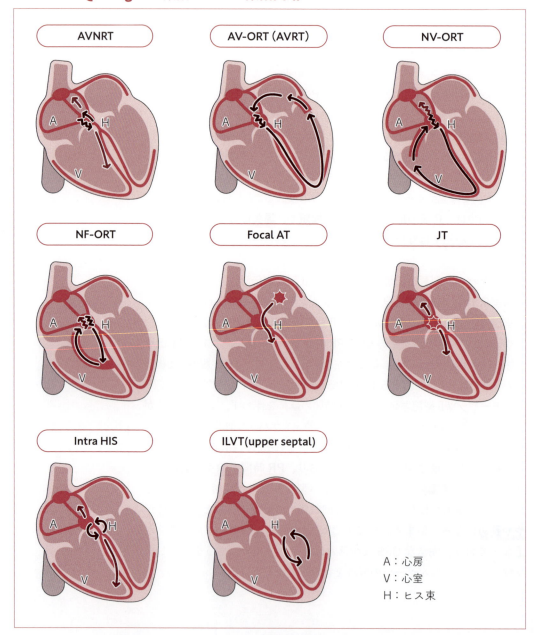

A：心房
V：心室
H：ヒス束

本症例はベラパミル塩酸塩で停止したという所見をもとに、設問にある①房室結節リエントリー頻拍（AVNRT）、②房室回帰頻拍（ORT）、ベラパミル感受性を示す特殊な心房頻拍（AT）、特発性心室頻拍（ILVT）のupper-septal typeが鑑別に上がります。選択肢にある①、②が残り、④頻脈性接合部頻拍（JT）、⑤通常型心房粗動（common AFL）は通常ベラパミルでは停止しませんし、③巣状興奮型心房頻拍（focal AT）も基本的には停止しません。

次に、P波に着目してみると、このモニターは**モニターⅡ誘導（もしくはCM5誘導）と思われる波形で、大きな陽性P波が洞調律波形**と考えられます。P波の極性に着目します。仮に①房室結節リエントリー頻拍の場合、多くの場合、逆行性P波は陰性となり、本症例のような大きな陽性P波になることはまれです。したがって、最も疑わしい診断名は②房室回帰頻拍（ORT）となります。

通常、洞調律時は心房興奮とその不応期で副伝導路を介した潜在性室房伝導は、心房に侵入できません。本症例では、ウェンケバッハ型房室伝導を示したことで、房室伝導遅延のため、**伝導が副伝導路にたどり着くころには心房が不応期を脱しており** ➡ ⑤、**副伝導路の室房伝導が可能になり、QRS直後に逆行P波が形成された**ことになります。この現象は①房室結節リエントリー頻拍でも起こりえますが、逆行P波の形状から②を疑いました。本症例は、左側潜在性副伝導路の存在が証明されています。

AV-ORT (AVRT)
atrioventricular ortho-dromic reciprocating tachycardia (atrioventricular reciprocating tachycardia)、房室回帰頻拍。

NV-ORT
nodoventricular ORT。

FV-ORT
fasciculo-ventricular ORT、束枝心室正方向性房室回帰頻拍。

JT
junctional tachycardia、接合部頻拍。

Intra HIS
intra-hisian tachycardia、ヒス束内頻拍。

ILVT
idiopathic left ventricular tachycardia、左室起源特発性心室頻拍。

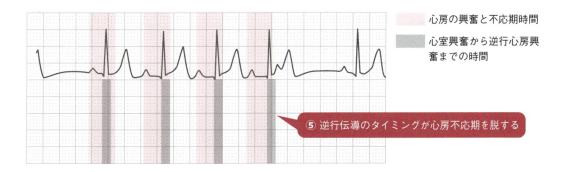

⑤ 逆行伝導のタイミングが心房不応期を脱する

心房の興奮と不応期時間
心室興奮から逆行心房興奮までの時間

▷ AV-ORT による逆行 P 波の形成

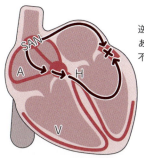

逆行伝導の副伝導路があるが、その先の心房筋が不応期で侵入不可

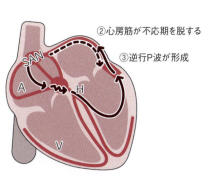

②心房筋が不応期を脱する
③逆行P波が形成
①AV nodeの減衰伝導で心房興奮から心室興奮が遅れる

> **ベーシック▶チャレンジへ** レベルアップにつながるポイント
> - P波の変動による用語の定義と、Ⅱ型房室伝導の2パターンをおさえておきましょう。
> - 逆行性P波の形状から、narrow QRS頻拍の鑑別ができるようになると上級者です。

心電図 No. 07

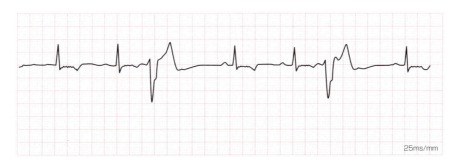

78歳男性。血圧測定時に徐脈が検出されることがあったが、放置していた。前立腺肥大に対して、手術の目的で泌尿器科病棟に入院中。不規則脈波に気づいた看護師がモニター心電図を装着した。

設問 013 ▷ ベーシック Level

モニター心電図から、以前記録された**徐脈イベントの推定診断**はどれか。

選択肢 ① 洞不全症候群　② モービッツⅡ型房室ブロック
③ ウェンケバッハ型房室ブロック　④ Blocked PAC　⑤ 高度房室ブロック

解答 ▶

設問 014 ▷ チャレンジ Level

モニター心電図での所見として**正しい**のはどれか。

選択肢 ① 間入性心室期外収縮　② 不完全代償休止期を伴う心室期外収縮
③ 完全代償休止期を伴う心室期外収縮　④ 変行伝導を伴う心房期外収縮
⑤ 副収縮

解答 ▶

心電図 No.07 解答と解説 （石末成哉）

心電図の主な所見 ▶ 心室期外収縮、判別の難しい房室ブロック

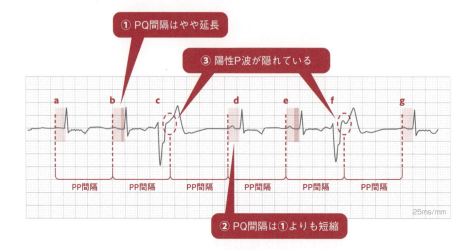

設問013 ▶ 解答 ③ ウェンケバッハ型房室ブロック

　PQ間隔に注目すると、心室期外収縮（PVC）の前後でPQ間隔は変化しています。上図中 a のPQ間隔にくらべて、b のPQ間隔はやや延長しています ➡①。PVCの後の d はPQ間隔2心拍目のPQ間隔より短縮しています ➡②。

　P波はPVCの興奮内に埋没しています。PVCを注意深く観察するとT波開始部分の形態（⬚）に変化を認めます ➡③。おそらく埋没したP波の融合（fusion）による変化と考えられます。PVCにより心室不応期を脱しないため、QRS波が形成されていない可能性は否定できないものの、PQ間隔に変化があることから、ウェンケバッハ（Wenckebach）型房室ブロックを併存していると考えられます。

　なお、同一症例で記録されたモニター心電図（下図）ではウェンケバッハ型房室ブロックを認めていました。

PVC
premature ventricular contraction、心室期外収縮。

▷ 同一症例で記録されたウェンケバッハ型房室ブロックの心電図

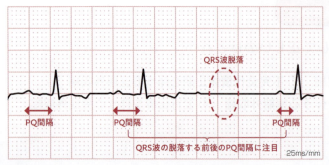

- 先行するPQ間隔の延長を伴って、P波の出現後にQRS波が脱落している。したがって、ウェンケバッハ型房室ブロックといえる。
- 判読のポイントとして、QRS波の脱落する前後のPQ間隔に注目する。QRS波脱落前のPQ間隔が、QRS波脱落後のPQ間隔よりも延長していれば、ウェンケバッハ型とモービッツⅡ型の鑑別は容易にできる。

設問014 ▶ 解答 ③ 完全代償休止期を伴う心室期外収縮

　この心電図では、本来の洞調律の興奮による早期に入り込むwide QRS波があります。したがって、期外収縮であることには間違いありません。

　Wide QRS波形を伴う期外収縮の鑑別として、PVCと変行伝導を伴う心房期外収縮（APC）が挙げられます。これらを鑑別するためには、期外収縮に先行するP波に注目することがポイントです。今回の設問では、期外収縮に対して先行するP波を認めないことから、PVCと判定することができます。

　PVCと診断ができたら、次の一歩にも踏み込んでみましょう。PVCの出現する連結期によって分類することができます（**下図**参照）。洞調律に影響を与えない**間入性**と、PVCにより次の洞調律が遅れる**代償休止期（完全／不完全）**に大別されます。完全代償休止期と不完全代償休止期の判別には、期外収縮を洞調律と洞周期に注目します。期外収縮を挟む洞調律が洞周期の2倍よりも短いようであれば、不完全代償期を伴うPVCといえます。一方で、期外収縮を挟む洞調律が洞周期の2倍であれば、完全代償期を伴うPVCといえます。今回の設問では、PVCを挟むPP間隔が先行するPP間隔のちょうど2倍のため、③**完全代償期を伴うPVC**と判読することができます。

　なお、今回の設問はモニター心電図のため、PVCの起源は流出路とそれ以外といったおおまかな判定しかできず、詳細に起源を同定することは困難です。

　また、選択肢⑤の副収縮とは、心室のペースメーカ調律と洞調律が、お互い独自の周期で興奮している状態を示しています。PVCの連結期はほぼ一定ですが、洞調律とPVCの連結期が毎拍異なっていた場合には、副収縮を疑います。

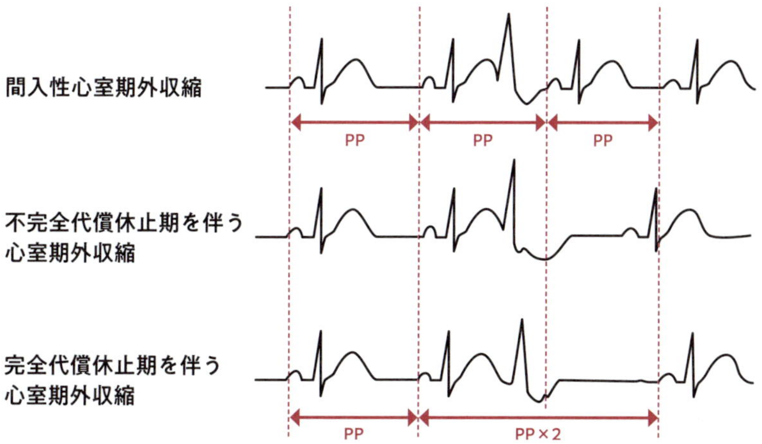

APC
atrial premature contraction、心房期外収縮。

間入性心室期外収縮

不完全代償休止期を伴う心室期外収縮

完全代償休止期を伴う心室期外収縮

> **ベーシック▶チャレンジへ　レベルアップにつながるポイント**
> - QRS波の脱落を認めたら、先行するP波はないかを確認します。また、脱落したQRS波の1つ前の拍のPQ間隔と脱落直後のPQ間隔を比較しましょう。
> - PVCを挟む洞調律が洞周期の2倍かどうかで、代償休止期の完全・不完全を鑑別しましょう。その際に心房波はわずかな波形の違いで表現されます。

⏸ PAUSED －ちょっと一休み－

心室期外収縮のリスク評価

　心室頻拍の移行や心臓突然死の可能性を除外するために、器質的心疾患や遺伝性不整脈疾患の家族歴、心室期外収縮（PVC）の出現様式などを評価することは重要です。

　PVCの出現頻度が高いものや多発性・三連以上・R on T型・連結期の短いものはリスクが高いと報告されています。そのほかにも、運動負荷中やリカバリー時の増加も危険因子とされています。また、1日10％以上の出現頻度やQRS幅150msを超える場合には、PVC誘発性心筋症のリスクとも報告されています。

　臨床において、これらのリスク評価を鑑みて治療介入すべきかを検討することは重要です。

心電図 No. 08

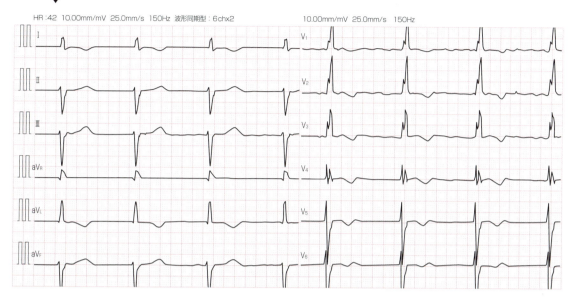

85歳男性。失神で救急搬送された。

設問 015 ▷ ベーシック Level

心電図所見として、正しいのはどれか。2つ選べ。

選択肢　① 徐脈頻脈症候群　② 完全房室ブロック　③ 洞停止　④ 心房細動
　　　　⑤ 洞房ブロック

解答 ▶

設問 016 ▷ チャレンジ Level

この心電図の調律として、可能性があるのはどれか。2つ選べ。

選択肢　① 心房細動調律　② 移動性心房ペースメーカ　③ 房室接合部調律
　　　　④ 心室補充調律（左脚前枝領域）　⑤ 心室補充調律（左脚後枝領域）

解答 ▶

心電図 No. 08 解答と解説 （大西克実）

心電図の主な所見 ▶ 心房細動＋完全房室ブロック

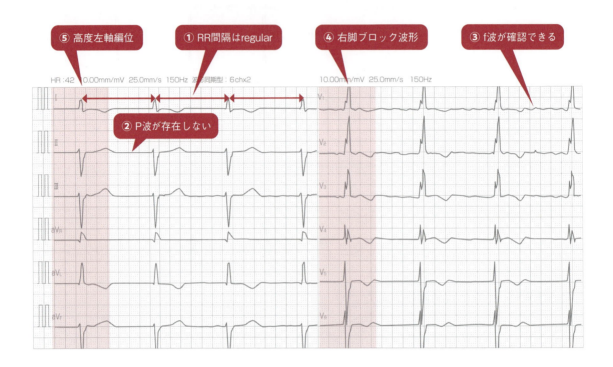

設問 015 ▶ 解答 ② 完全房室ブロック、④ 心房細動

　この問題は「心房細動（AF）＝ RR 間隔が不整（irregular）」「完全房室ブロック（cAVB）＝ P 波と QRS 波が解離（房室解離）」という、暗記のみでは解答できないものです。

　心房細動の RR 間隔が irregular になる理由は、心房から房室結節に伝導してくる大量の興奮が、房室結節の不応期でブロックされ（間引かれ）、不応期を抜けるタイミングが異なることによる結果です（心房細動の脈拍を決定するのは、房室結節の不応期の長さ）。心房細動であるにもかかわらず、**RR 間隔が一定になる** ➡ ❶ ということは、心房からの興奮が房室結節を通り抜けられていない（ずっと不応期）＝②完全房室ブロックとなります。

　そもそも心房細動の診断には、RR 間隔の irregular は必要ありません。これは房室結節を通り抜けた結果です。心房細動の診断は**細動波（f 波）**を探しましょう。この心電図では **P 波がなく f 波があります** ➡ ❷❸。本症例のように高齢の長期持続性心房細動では、**f 波は小さく、V$_{1-2}$ 誘**

cAVB
complete atrioventricular block、完全房室ブロック。

導のみでしか確認できない場合もあります。

　一般的に、完全房室ブロックは教科書の「徐脈」のページで、心房細動は「頻脈」のページで勉強するため、同時にこの疾患が存在する場合に混乱しないようにしましょう。また、完全房室ブロック（徐脈）と心房細動（頻脈）が共存することを①徐脈頻脈症候群（BTS）と呼ぶわけではありません。③洞停止と⑤洞房ブロックは心房細動中には判断できません。

BTS
bradycardia-tachycardia syndrome、徐脈頻脈症候群。洞徐脈発作と心房細動などの頻脈性不整脈発作とが交互にみられる症候群。洞不全症候群（SSS）の1タイプ。

設問016 ▶ 解答 ③ 房室接合部調律、⑤ 心室補充調律（左脚後枝領域）

　上級者には、心房細動と完全房室ブロックの合併の診断は容易だと思いますが、この設問は、「調律」は何かが問われています。

　調律とは、心室のリズムが何によって調律されているのかを指します。心房細動が存在しても、完全房室ブロックが存在すれば、心室は①心房細動調律にはならず、ブロック部位よりも下位の、③房室接合部調律や心室調律となります。

　本症例では、**QRS 幅は wide で、右脚ブロック（RBBB）波形** ▶④ ＋ **高度左軸偏位** ▶⑤ であり、右脚ブロック＋左脚前枝ブロック（LAFB）のときと同じ波形なので、左脚後枝領域からの心室補充調律（⑤心室補充調律〈左脚後枝領域〉）である可能性が高いです（④心室補充調律〈左脚前枝領域〉は否定）。

LAFB
left anterior fascicular block、左脚前枝ブロック。

▷ 完全房室ブロック時の調律部位の考え方

・完全房室ブロックのとき、調律部位は心室期外収縮（PVC）の起源の推測と同様に考える。
・今回の心電図では、QRS 波形は右脚ブロックと左脚前枝ブロックなので、左脚後枝領域からの心室調律と考えられる（下記 A）。
・しかし、下記 B のように左脚前枝ブロックと右脚ブロックを合併している場合、房室接合部調律でも左脚後枝のみを伝導するため同様な波形になる。

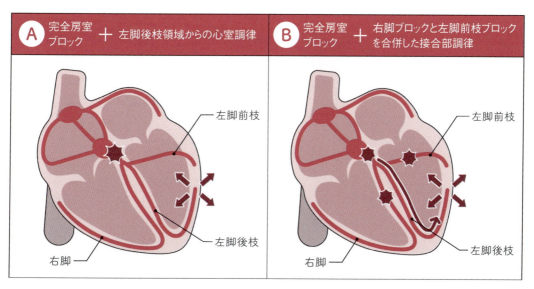

また、もともと右脚ブロック＋左脚前枝ブロックである患者が、房室結節内（AH）ブロックを合併し、房室接合部から調律されている③房室接合部調律の可能性は完全には否定できません。完全房室ブロックのとき、narrow QRS の場合は房室接合部調律といえますが、逆は必ずしも当てはまりません。一般的に、房室接合部調律（40〜50bpm）のほうが、心室補充調律（30〜40bpm）よりも脈拍が速いです。

　②移動性心房ペースメーカは、洞結節以外の心房から調律に移り変わること指します（3 か所以上）。心電図所見としては、P 波の形が変化していきます（3 波形以上）。心電図検定で選択肢に挙がることがあるため理解しておきましょう。

ベーシック▶チャレンジへ　レベルアップにつながるポイント

- 心房細動と RR 間隔が一定の際には、完全房室ブロックの合併を考えましょう。
- QRS 波の形状からブロックされている部位の推定が可能で、下位になるほど自動能は低下します。

心電図 No. 09

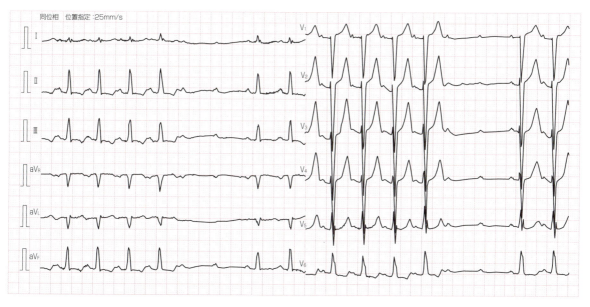

78歳女性。めまいを主訴に外来を受診した。

設問017 ▷ ベーシック Level

心電図所見として、<u>正しい</u>のはどれか。<u>2つ</u>選べ。

選択肢　① 洞不全症候群　② 完全左脚ブロック　③ 完全右脚ブロック
　　　　④ モービッツⅡ型Ⅱ度房室ブロック　⑤ ウェンケバッハ型Ⅱ度房室ブロック

解答 ▶

設問018 ▷ チャレンジ Level

伝導障害がある可能性が高い部位の組み合わせとして、<u>正しい</u>のはどれか。
a. 心房間　b. 房室結節　c. 左脚　d. ヒス束　e. 右脚

選択肢　① aとb　② bとc　③ aとcとe　④ cとdとe　⑤ aとe

解答 ▶

心電図 No. 09 解答と解説 （松井優子）

心電図の主な所見 ▶ モービッツⅡ型Ⅱ度房室ブロック、完全左脚ブロック

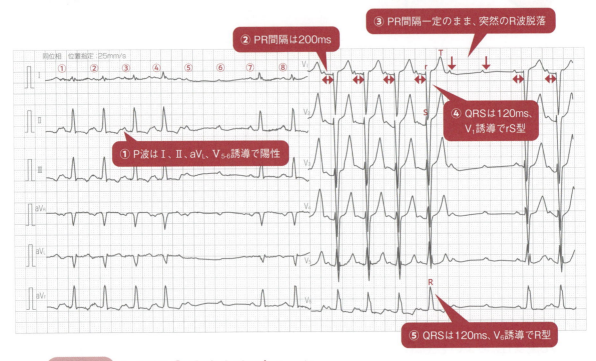

設問 O17 ▶ 解答 ② 完全左脚ブロック、④ モービッツⅡ型Ⅱ度房室ブロック

　心房心拍数は75bpm、Ⅰ、Ⅱ、aV_L、V_5、V_6誘導で**P波が陽性**であり ➡①、洞調律です（選択肢①は否定的）。**1〜4拍目は、少し延長したPR間隔（約200ms）** ➡② とともに、P波のあとにR波が追従しています。**5拍目で突然R波が脱落し** ➡③、7拍目からは同様のPR間隔で再びR波が追従します。

　一定のPR間隔のまま、突然5、6拍目のようにR波が脱落する所見から、④モービッツ（Mobitz）Ⅱ型Ⅱ度房室ブロックといえます。ウェンケバッハ型Ⅱ度房室ブロックとの対比として心電図検定で出題されやすいモービッツⅡ型Ⅱ度房室ブロックは、1拍だけQRS波が脱落するイメージがあります。しかし、房室結節以下の伝導障害を示唆するモービッツⅡ型Ⅱ度房室ブロックは、臨床的に3：1やそれ以上の高度房室ブロックを伴うこともあります。房室伝導があるときに形成される**QRS波形は、V_1誘導でrS型、V_6誘導でR型で、120msとwide** ➡④⑤ であることから②完全左脚ブロック（CLBBB）です。

　ちなみに、③完全右脚ブロック（CRBBB）はV_1誘導でrSR'型、V_5誘導でRS型またはqRS型となるため否定的です。また、⑤ウェンケバッハ型Ⅱ度房室ブロックの場合にみられる、徐々にPR延長するような所見は認めません。

CLBBB
complete left bundle branch block、完全左脚ブロック。

CRBBB
complete right bundle branch block、完全右脚ブロック。

設問018 ▶ 解答 ④ c と d と e

おそらく心電図検定で問われるような問題様式ではありませんが、刺激伝導系についてイメージを膨らませるために作成した問題です。

房室伝導があるときのQRS波形が完全左脚ブロックなので、その心室興奮はブロックされていない右脚を介して発生しています。右脚の末梢まで興奮が伝導し、右室心筋を興奮させた時点がQRS波の開始点となります。つまり、このPR間隔は「心房筋→房室結節→ヒス束→右脚→プルキンエ線維→心室筋」という通り道の伝導時間を反映します。

本症例では、**PR間隔がもともと延長**しており ➡ ②、この「心房筋→房室結節→ヒス束→右脚→心室筋」の通り道に伝導障害がありそうです。

ときどきR波が脱落する場合 ➡ ③、その様式から伝導障害部位を予想することができます。ウェンケバッハ（Wenckebach）型房室ブロックを生じた場合、減衰伝導特性をもつ房室結節（選択肢b）の障害を示唆します。一方、モービッツⅡ型房室ブロックを生じた場合、減衰伝導特性をもたないヒス束（d）以下の障害を示唆します。**ヒス束以下のどこか（ヒス束内か、ヒス束より下流か）は12誘導心電図から推測は困難**です。

よって、ブロックされている左脚（c）に加え、ヒス束（d）以下の組織（ヒス束→右脚（e）→プルキンエ線維→心室）を含む④が、この選択肢のなかでは妥当といえます。aに関しては、心房間ブロックを示唆する所見はありません。

ときどきR波が脱落する場合
これに関連して、逆に2：1ブロックのときは房室結節の障害か、房室結節よりも下流の障害かの推測は困難である。

房室結節の減衰伝導特性
房室結節がもつ、心房からの電気的興奮が速くなるほど（心房の心拍数が上昇すればするほど）、房室結節の通過速度を遅くする特性。

三枝ブロック
二枝ブロック（下記）にPR延長（≧0.12秒）が加わった状態。

二枝ブロック
右脚、左脚前枝、左脚後枝の3枝のうち2枝の伝導ブロックがある状態。完全右脚ブロック＋左脚前枝ブロック（LAFB）、完全右脚ブロック＋左脚後枝ブロック（LPFB）。

LPFB
left posterior fascicular block、左脚後枝ブロック。

▷ 完全左脚ブロックのイメージ

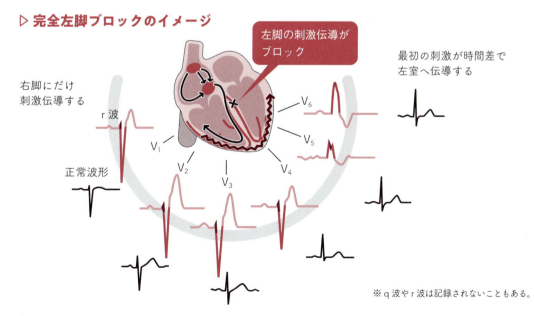

市田聡：左脚ブロック．ハート先生の心電図レクチャー基礎編，照林社，東京，2024：67．をもとに許諾を得て作成

このように、ブロックされずに通過している脚枝の伝導を想像する習慣は、脚枝ごとの伝導を考えるべき場面で役に立ちます（典型例：三枝ブロック）。脚枝ブロック＋房室ブロックの心電図を見かけたときは、ぜひそれぞれの脚枝ごとの伝導をイメージする習慣をつけましょう。

> **ベーシック▶チャレンジへ　レベルアップにつながるポイント**
> - Ⅱ度房室ブロックの際には、PR間隔（最もわかりやすいのはQRS波脱落前と復帰1拍目の比較）を確認しましょう。
> - 正確な刺激伝導系の解剖を知っておくと、伝導障害のイメージが湧きやすいです→ p.7。

心電図 No. 10

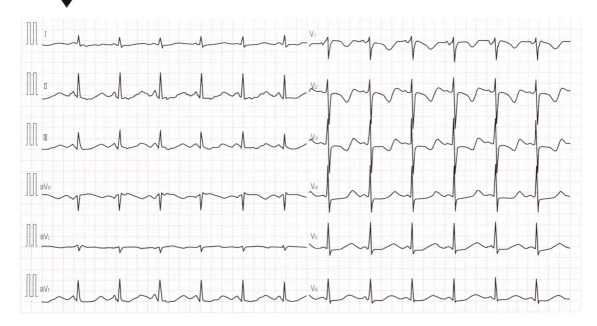

65歳男性。アルコール依存症の既往あり。5日前から両上下肢の脱力があり、救急要請した。救急外来での12誘導心電図を示す。

設問019 ▷ ベーシック Level

この心電図の所見として、**正しい**のはどれか。

選択肢 ① PQ時間の延長　② RR間隔の短縮　③ ST時間の短縮　④ QT時間の延長
　　　　 ⑤ QRS幅の延長

解答 ▶

設問020 ▷ チャレンジ Level

この心電図から得られた所見と、考えられる電解質異常の組み合わせで、**正しい**のはどれか。**2つ**選べ。

選択肢 ① V_{2-3}誘導における巨大陽性U波：低カリウム血症
　　　　 ② 下壁誘導におけるT波の平低化：低カルシウム血症
　　　　 ③ PQ間隔の短縮：高マグネシウム血症　④ ST時間の延長：低カリウム血症
　　　　 ⑤ QTc間隔（時間）の延長：低カルシウム血症

解答 ▶

心電図 No. ⑩ 解答と解説 （安元浩司）

心電図の主な所見 ▶ QT時間の延長

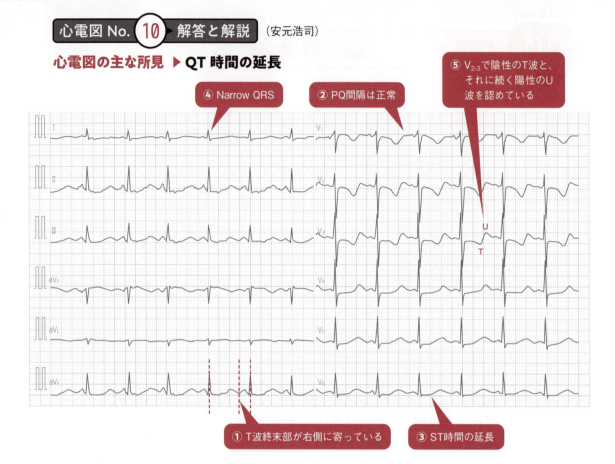

④ Narrow QRS
② PQ間隔は正常
⑤ V₂₋₃で陰性のT波と、それに続く陽性のU波を認めている
① T波終末部が右側に寄っている
③ ST時間の延長

設問019 ▶ 解答④ QT時間の延長

　この心電図ではQT時間の延長がみられます。簡単な判断の方法としては、**T波の終末部がRR間隔の真ん中よりも右側にくる場合に、QT延長を疑います**。本症例においては、**T波の終末部どころかT波の頂点もRRの真ん中よりも右側に位置しており ➡①**、④ QT時間の延長と診断ができます。

　PQ間隔については、**P波とQRS波は近接しており、延長はしていない**と考えます（選択肢①は否定）実際に測定をしたところ、**約130ms でした ➡②**。正常範囲は120〜200msです。

　RR間隔は約4マスであり、心拍数は300÷4＝75bpmとなります。ですので、RR間隔、しいては心拍数は正常です（選択肢②は否定）。

　ST時間はQRS波の終わりからT波の始まりまでを指し、V₅、V₆誘導の波形をみるとわかりやすいです。**QRS波が終わってからT波が出現するまでに、約1マスの時間（0.2秒）がかかっており、延長しているといえます ➡③**（選択肢③は否定）。

　QRS幅は100msを超えると延長をしていると診断されますが、**本症例では95msであり ➡④**、ぎりぎりではありますが正常範囲内であり、心室内の伝導障害はないと判断されます（選択肢⑤は否定）。

54

設問020 ▶ 解答 ① V₂₋₃誘導における巨大陽性U波：低カリウム血症、
⑤ QTc間隔（時間）の延長：低カルシウム血症

　T波の頂点がRR間隔の真ん中よりも右側にあるため ➡①、QTc間隔（時間）の延長は明らかです。QT延長が生じる電解質異常は、低カリウム（K）血症・低カルシウム（Ca）血症・低マグネシウム（Mg）血症があり、⑤ QTc間隔（時間）の延長：低Ca血症は正解になります。

　低K血症の場合、T波が平低化しT波自体の時間が延長することが特徴です。また、U波も顕著になり、時に巨大陽性U波がみられることがあります。T波とU波の癒合（TU wave complex）がみられることがあり、本症例でも**V₂₋₃誘導でそれを認める ➡⑤**ことができます。よって① V₂₋₃誘導における巨大陽性U波：低K血症が正解です。また、低K血症のQT延長は、T波自体の延長によるものが大きく、ST時間の延長によって生じるものではありません。

　逆に、低Ca血症のQT延長の場合は、T波の形状は変わらず、ST時間が延長した結果、QTが延長するのが特徴です。よって②は低K血症が正解であり、④は低Ca血症が正解です。

　Mgに関しては、高Mgによって房室伝導が抑制されます。よって、③の組み合わせは誤りです。

　ちなみに本症例は低K血症・低Ca血症が合併した電解質異常であり、血清K濃度は2.4mEq/L、血清Ca濃度は7.0mg/dLでした。

ベーシック▶チャレンジへ　レベルアップにつながるポイント

- QT延長を見る際は、RR間隔の真ん中よりも右側にT波終末があるかで疑うのが簡便です。
- QT延長をきたす電解質異常として、低K血症、低Ca血症、低Mg血症があります。きたしやすい薬剤、上級者はその機序をイオンチャネルで説明できると完璧です。

▶ PAUSED -ちょっと一休み-

入院後の栄養補給で注意したいリフィーディング症候群

　No.10の症例は、アルコール依存症患者における電解質異常の症例でした。このケースのように、アルコール依存症患者では、慢性的なアルコール摂取による栄養摂取不足と吸収不良により、電解質異常がしばしば合併しています。なかでも特に臨床上で重要なのが、低K血症、低P血症、低Mg血症です。

　このような低栄養の患者に、入院後、通常量での栄養補給を開始すると、リフィーディング (refeeding) 症候群という重篤な代謝異常が引き起こされることがあります。

　具体的には、急なエネルギー増加によって体内でインスリン分泌が促進され、血中から細胞内にK、P、Mgなどの電解質が取り込まれ、さらなる低K血症、低P血症、低Mg血症を引き起こします。重篤な症例であると、これらの電解質異常から著しいQT延長をきたし、torsade de pointes を起こすこともあります。

　そのため、アルコール依存症患者や、低栄養の患者に栄養投与を開始する際には、電解質のモニタリングをすることが大切です。逆に、低K血症や低P血症の患者をみた際に、アルコール依存やリフィーディング症候群などを鑑別に挙げることも、重要であると考えます。

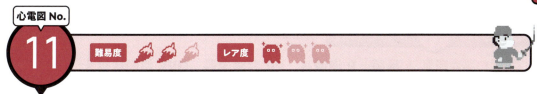

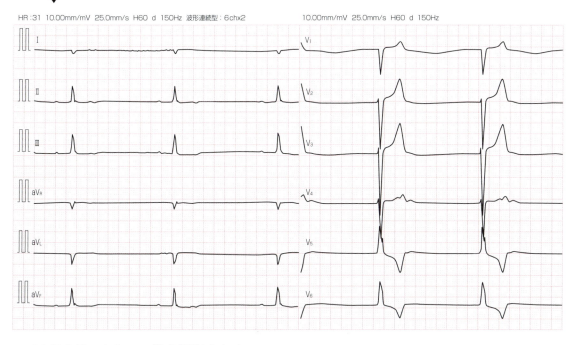

80歳女性。めまいで救急搬送された。

設問021 ▷ ベーシック Level

心電図所見として**正しい**のはどれか。

選択肢　① 洞房ブロック　② 完全房室ブロック　③ 心室内伝導障害
　　　　④ QTc（補正QT間隔）延長　⑤ 完全右脚ブロック

解答 ▶

設問022 ▷ チャレンジ Level

血液検査で電解質異常が見つかった。**最も考えられる電解質異常**はどれか。

選択肢　① 高マグネシウム血症　② 低カリウム血症　③ 高カリウム血症
　　　　④ 低カルシウム血症　⑤ 高カルシウム血症

解答 ▶

心電図 No.11 解答と解説 （浮田康平）

心電図の主な所見 ▶ 徐脈、P波減高、PR間隔延長、QRS幅軽度拡大、T波増高など

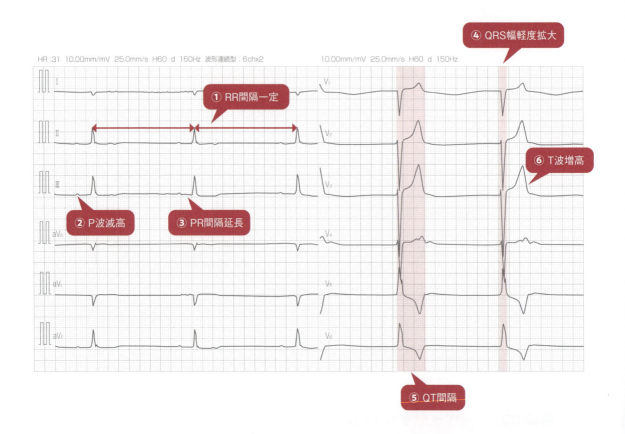

設問 021 ▶ 解答 ③ 心室内伝導障害

まず **RR間隔は一定**で約50コマ（＝50mm＝2秒）なので ➡①、心拍数は60÷2＝30回/分（bpm）程度（実測では31bpm）と徐脈を認めます。また **P波はかなり減高**していますが ➡②、Ⅱ、Ⅲ、aV_F誘導で何とか確認でき、P波の間隔は一定です。

P波とQRS波は1：1対応していますが、**PR間隔の延長（実測では330ms）**であり ➡③、洞不全症候群（SSS）に加えてⅠ度房室ブロックも認められます。

また **QRS幅は3コマ（＝120ms）以上のため、拡大している**と判断でき（実測では137ms）➡④、心室内伝導障害をきたしていると考えられます。さらに、**QTc間隔は延長しているように見えますが（実測では520ms）**➡⑤、バゼット（Bazett）の式で補正するとQTc＝373msと正常下限程度になります。

SSS
sick sinus syndrome、洞不全症候群。

バゼットの式（Bazett補正）
心電図のQT間隔を心拍数で補正する方法の1つで、最も広く用いられている。QTcB＝QT/RR1/2で表わされる[1]。

設問022 ▶ 解答 ③ 高カリウム血症

まず、②低カリウム（K）血症、④低カルシウム（Ca）血症、（選択肢にはありませんが）低マグネシウム（Mg）血症では **QTc 間隔は延長する傾向** にあります。③高 K 血症と⑤高 Ca 血症では **QTc 間隔はどちらかというと短縮する傾向** にありますが、高 K 血症では **P 波減高～消失、PQ 間隔延長、QRS 幅拡大、T 波増高（テント状 T 波）、徐脈、心室性不整脈などがみられる** のに対し、高 Ca 血症では T 波が QRS 波の直後に続き ST 部分が短縮～消失するのが特徴です。

さらに、①高 Mg 血症では P 波減高～消失、PQ 間隔延長、QRS 幅拡大など高 K 血症と類似した心電図変化が生じますが、これらの心電図変化が表れるほどの高 Mg 血症では、QTc はじつは延長していることが多いです。以上から、この問題の心電図から最も考えられる電解質異常は③高 K 血症となります。

ベーシック▶チャレンジへ　レベルアップにつながるポイント

- 高度徐脈（または頻脈）の際には、QT 時間は補正した「QTc 間隔」で評価しましょう。
- 心電図のみでは高 K 血症か、高 Mg 血症かの鑑別は難しく、鑑別にまとめて挙げることが重要です。

⏸ PAUSED -ちょっと一休み- ▶

QTc の計算式はどれを用いる？

QTc の計算式は、一般的に **バゼットの式** が用いられますが、他にもいくつかあります。頻脈時や徐脈時はバゼットの式が過補正されることがあり、**フリデリシア（Fridericia）の式** を用いることがあります。フリデリシアの式とは、心電図の QT 間隔を心拍数で補正する方法の 1 つです。バゼットの式よりも適切な補正ができるとされ、最近 QT 延長の評価に多く用いられるようになりました。

> **フリデリシアの式**[1]　$QTcF = QT/RR^{1/3}$

この問題の心電図について、フリデリシアの式で補正すると、QTc = 417ms となるので延長傾向とも短縮傾向ともいえません。高 K 血症と高 Mg 血症の心電図変化は上記のとおり類似しており、主な違いは QTc が短縮傾向か延長傾向かという点なので、**実際は心電図のみから高 K 血症と高 Mg 血症のいずれの可能性が高いかを推定することは困難なことが多い** です。

文献

1) 日本心電学会・日本不整脈学会合同用語委員会：Web版 不整脈学・心電学関連用語集. https://new.jhrs.or.jp/contents_jse/words/index.php（2025.1.10.アクセス）

PAUSED −ちょっと一休み−

高カリウム血症と心電図変化

　本来、心筋細胞では、カリウムイオン（K^+）が細胞内から細胞外へ向かって流れることで、静止膜電位は低く保たれています。高K血症では細胞外のK^+濃度が高いため、この移動が妨げられ、静止膜電位が上昇します。

　心筋の興奮（脱分極）は、ナトリウムイオン（Na^+）が細胞内に流入することによって起こりますが、静止膜電位が高くなるとNa^+の細胞内への流入速度が遅くなり、心筋の興奮が起こりにくくなります。そのため第0相が延長し、QRS幅の拡大をきたします。

　一方、再分極を引き起こすK^+チャネルは開きやすくなり、急速にK^+が細胞外へ流出するため、T波は増高し尖鋭化します。

　高K血症の程度と特徴的な心電図変化を下表に示します（値は参考値）。

▷ **血清K濃度による心電図の変化**

血清K濃度[mEq/L]	心電図変化
>10	心室細動
9〜10	P波消失、QRS幅拡大（心室内伝導障害）
7〜8	P波減高、PR間隔延長
6〜7	T波増高
4〜5	正常

心電図 No. 12

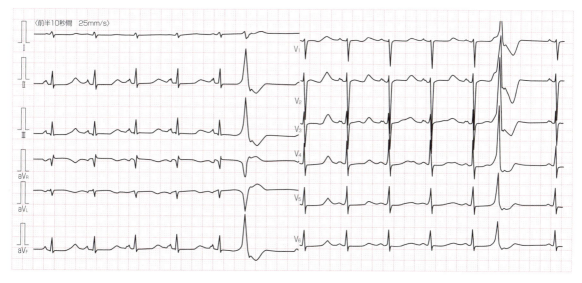

52歳女性。食思不振・腹部不快感を主訴に来院した。

設問023 ▷ ベーシック Level

心電図所見として**正しい**のはどれか。

選択肢　① 心房内伝導遅延　② PQ時間の延長　③ 左軸偏位　④ QT延長
　　　　⑤ 間入性心室期外収縮

解答 ▶

設問024 ▷ チャレンジ Level

心電図所見から、**最も考えられる電解質異常**はどれか。**2つ**選べ。

選択肢　① 高カルシウム血症　② 高ナトリウム血症　③ 低カリウム血症
　　　　④ 低マグネシウム血症　⑤ 低クロール血症

解答 ▶

心電図 No. 12 解答と解説 （黒田俊介）

心電図の主な所見 ▶ 心室期外収縮、QT時間の延長

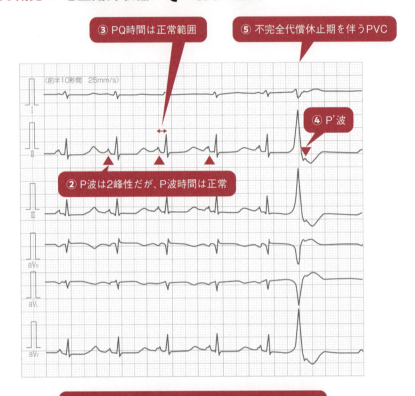

設問 O23 ▶ 解答 ④ QT時間の延長

　本問の心電図では、**QT時間の延長、U波の増高の所見** ➡① に加えて、心室期外収縮（PVC）がみられています。したがって、④QT時間の延長は正しいです。

　P波は一部で2峰性 ➡② となっていますが、心房内遅延の心電図診断は通常P波の幅が120ms（心電図で3mmマス）以上と定義されており、これだけでは異常とはいえません。つまり、①心房内伝導遅延は誤りです。

　また、**PQ時間も正常範囲内**となっているので ➡③、②PQ時間の延長は否定されます。

　電気軸は、II誘導でのQRS波が陰性であるときに「左軸偏位」と判定するので、③左軸偏位は誤りです。**PVCのQRS波直後に逆行性P波（P'）と思われるノッチ（notch）** ➡④ が見られ、期外収縮を挟んだPP間隔は、**直前のPP間隔よりも小さくなっている**ことから、不完全代償期にともなうPVCとなります ➡⑤。したがって、⑤間入性心室期外収縮は誤りです。

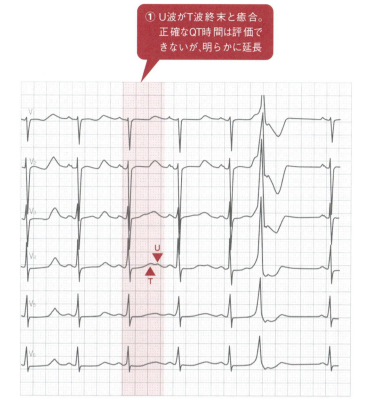

① U波がT波終末と癒合。正確なQT時間は評価できないが、明らかに延長

設問024 ▶ 解答 ③ 低カリウム血症、④ 低マグネシウム血症

　カリウム（K）チャネルは、心筋の再分極過程に深くかかわるイオンなので、Kチャネル遮断薬や低K血症は、**QT時間を延長させる方向にはたらきます** ➡⑥。高度の低K血症を伴っている場合には、再分極のフェーズで早期に脱分極を生じ（早期後脱分極、EAD）、短い連結期で心室期外収縮を生じることがあります。これが時にtorsade de pointes（TdP）や心室細動などの致死性不整脈を誘発するため、危険だとされている理由です。

　マグネシウム（Mg）は、原則的に心筋ではKと相補的にはたらくので、低下した場合には基本的に低K血症と類似した心電図所見を呈するとされます。単独で不足している例は珍しいので、じつはあまりまとまった心電図所見のデータはありません。しかし、QT時間の延長の他にも、PQ時間の延長やQRS幅の短縮が特徴的な心電図所見と報告されています[1]。

EAD
early afterdepolarization、早期後脱分極。活動電位が完全に再分極する前に起こる細胞膜電位の自発的脱分極。活動電位持続時間が過剰に延長した後に発生することが多く、何らかの原因で遅延整流K+電流が抑制されて再分極障害が起きたときに生じる。

TdP
torsade de pointes、トルサードドポアント。

低Ca血症も低K血症や低Mg血症と同様にQT延長を呈しますが、逆に高K血症ではQTが短縮します。ナトリウム（Na）やクロール（Cl）の異常は、一般的に心電図変化はきたしにくいとされています。したがって、①高K血症、②高Na血症、⑤低Cl血症は誤りです。

　なお、U波の成因は完全には明らかになっていませんが、心室拡張期の心筋の進展などに伴う電気的な活動とする説が有力です[2]。つまり、U波の位置は再分極の過程より、むしろ心室の拡張期のタイミングに依存しているといえます。また、**通常は振幅の低いU波（＜0.2mV）が、低K血症では増高する**ことも知られています。これらもQTの延長と一緒に起こるので、**T波とU波が癒合する** ➡① ことが多いです。

　本症例では、K値が2.4mEq/Lと低下しており、補正後はQT短縮によってT波とU波は分離しながらU波は平低化していきました。さらに、生じやすくなっていたEADも、電解質補正に伴い消失しました。

> **ベーシック▶チャレンジへ　レベルアップにつながるポイント**
> - 低K血症では、T波とU波が癒合するTU wave complexを形成することが多いです。
> - KとMgは相補的にはたらくため、低K血症時には低Mg血症を合併していることが多いです。

文献
1) Yiheng Y, Cheng C, Penghong D, et al. The ECG Characteristics of Patients With Isolated Hypomagnesemia. *Front Physiol* 2021 ; 11:617374.
2) Schimpf R, Antzelevitch C, Haghi D, et al. Electromechanical coupling in patients with the short QT syndrome: further insights into the mechanoelectrical hypothesis of the U wave. *Heart Rhythm* 2008 ; 5(2) : 241-245.

No. 13

難易度　　レア度

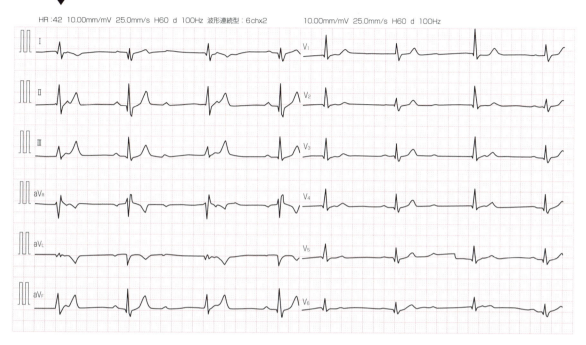

63歳男性。労作時息切れを自覚し、受診した。幼少期に転落による外傷歴がある。

設問025 ▷ ベーシック Level

心電図所見として、**正しい**のはどれか。

選択肢　① 2：1房室ブロック　② 高度房室ブロック　③ 完全房室ブロック
④ 洞房ブロック　⑤ 洞停止

解答 ▶

設問026 ▷ チャレンジ Level

徐脈以外の所見として**正しい**のはどれか。

選択肢　① 左右電極の付け間違い　② 孤立性左胸心　③ 鏡像型右胸心
④ 孤立型右胸心　⑤ 右位心

解答 ▶

心電図 No. 13 解答と解説 （黒田真衣子）

心電図の主な所見 ▶ 高度房室ブロック

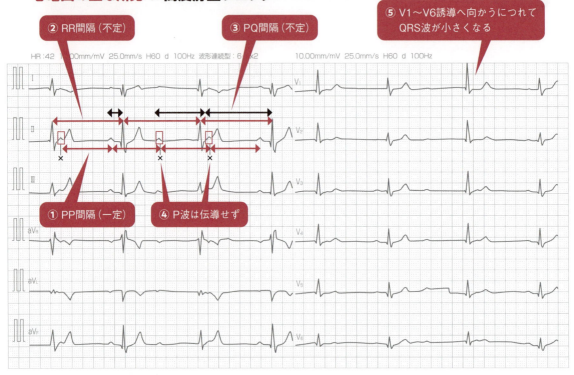

設問025 ▶ 解答② 高度房室ブロック

まず、徐脈を呈する心電図の読み方を復習しましょう。

今回は**正常形のP波が認められます。PP間隔は一定**のため➡①、④洞房ブロック、⑤洞停止、伝導されない心房期外収縮は否定されます。**PQ間隔は不定**なため➡③、洞徐脈は否定され、Ⅱ度またはⅢ度房室ブロックが挙げられます。ここで**RR間隔は一定ではなく**➡②、③完全房室ブロック（cAVB）は否定されます。

残る選択肢は①2：1房室ブロックと、②高度房室ブロックですが、この2つの違いは房室伝導比です。房室伝導比が2：1より低い場合を高度房室ブロックと呼びます。**P波は一定の間隔で出現していますが、心室に伝導されないP波が2個以上連続している**ため➡④、今回は②高度房室ブロックが正解となります。

▷ 徐脈を呈する心電図の読み方

| 1. 正常形のP波があるか ➡ 2. PP間隔 ➡ 3. PQ間隔 ➡ 4. RR間隔 | 順番にみていく |

設問026 ▶ 解答 ⑤ 右位心

　右胸心の心電図を復習しましょう。心臓の大部分が右胸郭内にあり、心尖が右に向いているものを右胸心と呼びます。右胸心の分類は下表のとおりです。

　①左右電極の付け間違い、③胸像型右胸心で④孤立型右胸心であればP波を含め正負が逆となりますが、今回はⅠ誘導で正常P波のため否定されます。V_1誘導からV_6誘導へ向かうにつれQRS波が小さくなるため ➡️ ⑤、②孤立性左胸心ではなく、⑤右位心が正解となります。

　幼少期に外傷歴があり、右肺損傷による右肺低形成、左肺拡張による右位心となった症例です（胸部単純X線写真を参照）。次ページに右側胸部誘導を示します。V_2、V_1、V_{3R}→V_{6R}の順に正常のV_1～V_6の形になります。

▷ 右胸心の分類

鏡像型右胸心 （Ⅰ型右胸心）	・腹部内臓や肺も左右関係が逆になる「全内臓型逆位」を伴い、心臓は右心系・左心系が反転している ・発現頻度は最も多い
孤立型右胸心臓 （Ⅱ型右胸心）	・腹部内臓や肺の左右関係は正常で、心臓は右心系・左心系が反転している ・頻度は少なく、先天性心奇形のことが多い
右旋心 （Ⅲ型右胸心）	・心臓は右側にあるが、右心系・左心系の反転は伴わず、重症心奇形を合併することが多い
右位心	・後天的に心臓が右側に変位したもので、右肺切除術後などの場合でみられる

▷ 右胸心の解剖イメージ

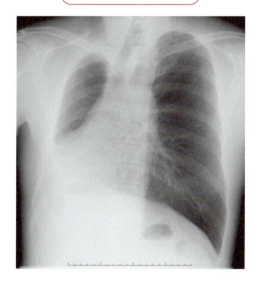

胸部単純X線写真

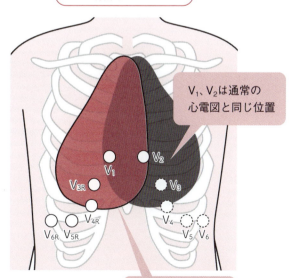

解剖イメージ

V_1、V_2は通常の心電図と同じ位置

V_3～V_6は鏡で映したような位置

▷ 右側胸部誘導心電図（ペースメーカ植え込み前）

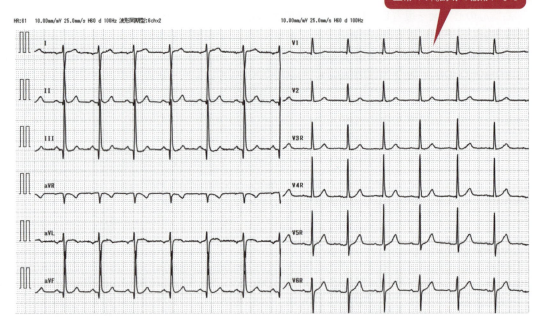

V₂、V₁、V₃R→V₆Rの順に正常のV₁₋₆誘導の波形になる

ベーシック▶チャレンジへ　レベルアップにつながるポイント

- 前胸部誘導の違和感に気づくことが、解剖の特殊性に気づく糸口になります。
- 電極の付け間違い、心臓逆位、右位心の心電図も、解剖に照らし合わせることで納得できます。

心電図 No. 14

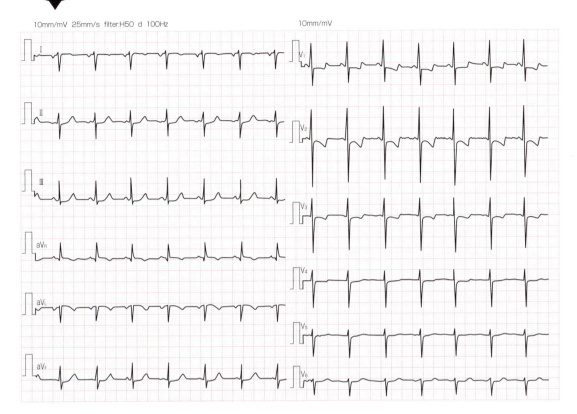

特に症状のない20歳女性。入職時に心電図所見を指摘され専門医を受診した。

設問027 ▷ ベーシック Level

心電図所見として、**正しい**のはどれか。**2つ**選べ。

選択肢　① 心房細動　② 肺性P波　③ 右軸偏位　④ 右脚ブロック　⑤ 右室肥大

解答 ▶

設問028 ▷ チャレンジ Level

12誘導心電図の診断として、**正しい**のはどれか。

選択肢　① 右胸心　② 陳旧性側壁心筋梗塞　③ 左右上肢電極の付け間違い
　　　　④ WPW症候群　⑤ 異所性心房調律

解答 ▶

心電図 No. 14 解答と解説 （岩澤 仁）

心電図の主な所見 ▶ 右胸心

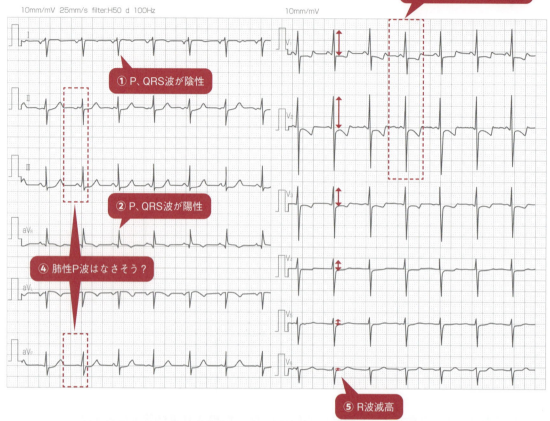

設問027 ▶ 解答 ③ 右軸偏位、⑤ 右室肥大

まず時間軸を評価すると、**RR間隔、PQ、QRS波、QT間隔のいずれも正常**であり、刺激伝導系に異常がないことがわかります。そのため、リズムの異常である①心房細動（AF）や、④右脚ブロック（RBBB）は否定されます。

起電力の情報をていねいに見ていくと、**I誘導でP波、QRS波ともに陰性**であり ➡①、**aV_R誘導ではいずれも陽性** ➡② となっており、正常の伝導とは逆となっています。その他の誘導も考慮すると、電気軸は北西軸に近い③右軸偏位であり、右室肥大のように右室の起電力が増加している場合や、左側胸部誘導で左室の起源力が減少している陳旧性側壁心筋梗塞のような場合が想定されます。

本症例でも**V₁誘導からV₂誘導で高いR波が見られ、その後にST下降（ストレイン型）があります**ので ➡③、⑤右室肥大はあってよいと思われます。その多くは通常、②肺性P波→p.74を伴いますが、**下壁誘導のP波は0.25mV以下**なので、肺性P波はないといえます ➡④。

ストレイン型
V₁-₂誘導でR波が高く、ST下降。

設問028 ▶ 解答 ① 右胸心

設問27の所見に加え ➡①②、胸部誘導を見るとV₁誘導からV₆誘導へQRS波の振幅が著明に減高しており ➡⑤、①右胸心と診断されます。Ⅰ誘導でP波、QRS波ともに陰性 ➡①、aV_R誘導ではP波、QRS波いずれも陽性 ➡② という所見なので、③の左右上肢電極の付け間違いとの鑑別が必要となりますが、付け間違いであれば胸部誘導は正常となるので、鑑別は容易です。V₅₋₆誘導に異常Q波を認めないこと、PQ間隔が短縮していないことから、②陳旧性側壁梗塞、④WPW症候群はそれぞれ否定できます。また、⑤異所性心房調律でも洞調律と異なるP波が存在しますが、その場合はQRS波形は正常です。

本症例の右胸心は鏡像型右胸心→p.67といい、腹部臓器もすべて反転しているだけであれば、左右裏返しに心電図を貼り替えれば正常所見が得られるのですが、本症例は右室肥大がありそうです。また、それに随伴することが多い肺性P波は認められません ➡④。

じつは、本症例は右胸心、単心房、単心室、内臓逆位、無脾症候群、肺動脈閉鎖が先天的にあり、フォンタン手術の術後です（詳細は成書を参照）。静脈血は上下大静脈より直接受動的に肺動脈に流れており、肺高血圧があると還流が難しくなります。また、この患者は右室型単心室症であるため、ストレイン型が認められると考えられます。なかなか瞬時の評価は困難ですが、心電図所見から心室の形態に思いを馳せるのもおもしろいのではないでしょうか。

WPW症候群
Wolff-Parkinson-White syndrome、ウォルフ・パーキンソン・ホワイト症候群。

フォンタン手術
Fontan operation、両大静脈肺動脈吻合術。肺動脈弁閉鎖や単心室などの先天性心疾患に対して、上大静脈と下大静脈を直接、肺動脈につなぎ、体循環と肺循環を完全に分離することを目的に行われる手術

▷ 単心室症の解剖イメージ

- 単心室症は心室が1つ、または他にほとんど機能していない痕跡的心室を有する病気である。
- 心室の構造と痕跡的心室の位置関係をみることにより、右室型、左室型に分かれる。
- 肺動脈狭窄の有無により、肺血流の多い群と少ない群があり、治療方針が異なる。

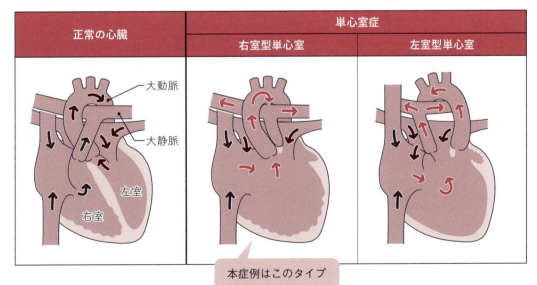

> **ベーシック チャレンジへ　レベルアップにつながるポイント**
> ●電極の付け間違いでは、何が説明できないかを考えましょう。
> ●心電図の所見を組み合わせていくと、先天性心疾患の病態もみえてきます。

心電図 No. 15

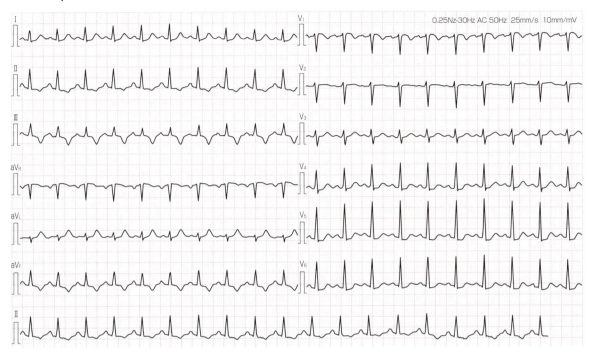

49歳女性。突然生じた息切れと胸痛を主訴に来院した。

設問029 ▷ ベーシック Level

心電図所見として、**正しい**のはどれか。**2つ**選べ。

選択肢　① 洞頻脈　② 右軸偏位　③ Ⅰ度房室ブロック　④ P波の増高
　　　　⑤ 反時計方向回転

解答 ▶

設問030 ▷ チャレンジ Level

診断として、**最も考えられる**のはどれか。

選択肢　① 急性前壁心筋梗塞　② 急性肺塞栓症　③ 急性側壁心筋梗塞
　　　　④ 右室梗塞　⑤ 心タンポナーデ

解答 ▶

心電図 No. 15 解答と解説 （山本純平、中村啓二郎）

心電図の主な所見 ▶ 右心負荷所見

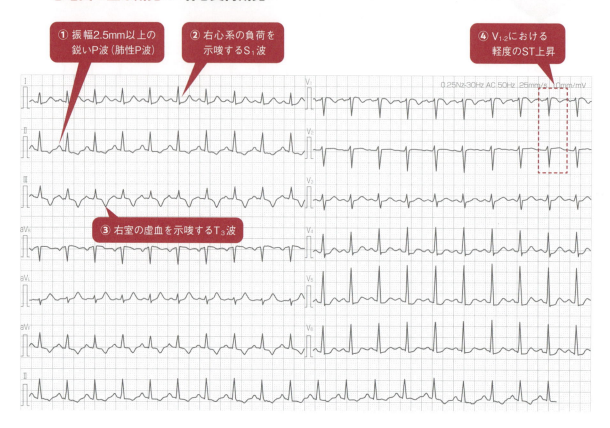

① 振幅2.5mm以上の鋭いP波（肺性P波）
② 右心系の負荷を示唆するS₁波
③ 右室の虚血を示唆するT₃波
④ V₁₋₂における軽度のST上昇

設問029 ▶ 解答 ① 洞頻脈、④ P波の増高

　本症例は急性肺塞栓症の心電図変化を示しており、右心系が急性の負荷を受けた際に現れます。

　まずは**調律**を見てみましょう。**P波はⅡ、Ⅲ、aV_F 誘導で陽性**であり、**aV_R では陰性**になり、洞調律として矛盾しません。**PQ（PR）間隔は正常範囲（120～200ms〈ミリ秒〉）**であり、③Ⅰ度房室ブロックは否定されます。**PP 間隔は一定で約13コマ（0.04×13＝0.52秒）**、心拍数は1500÷13＝115回/分（bpm）であることから、正常範囲（60～100bpm）を超えており、①洞頻脈と判断できます。

　重症度の高い肺塞栓症（PE）では洞頻脈は一般的であり、酸素供給不足や交感神経系の活性化に伴う心拍数増加が原因です。また、**Ⅱ、Ⅲ、および aV_F 誘導での振幅が2.5 mm 以上の鋭いP波（肺性P波）**は、右房の拡張を示す所見です ➡①。Ⅰ、aV_L 誘導の R 波はともに陽性であり、**軸は 60°と正常範囲（0～90°）**です（選択肢②右軸偏位は否定）。移行帯はV₃₋₄誘導に存在し、こちらも正常です（選択肢⑤反時計方向回転も否定）。

PE
pulmonary embolism、肺塞栓症。

反時計方向回転
counter clock wise rotation(CCWR)、心臓が心尖部から見て時計の針の回転方向と反対方向に向いている状態のため、興奮の流れが異なり、正常と違う波形を示す。

設問030 ▶ 解答 ② 急性肺塞栓症

　肺塞栓症の心電図変化として特徴的なのが「S1Q3T3」パターン→p.187になり、虚血性心疾患との鑑別のポイントになります。**Ⅰ誘導でのS波** ➡②は、右心系の負荷による右軸偏位や右室肥大を示唆します。また、Ⅲ誘導でのQ波は右室の梗塞を、**T波の陰転化**は虚血を反映しています ➡③。そのため、超急性期の肺塞栓症では前胸部誘導（V$_{1-3}$誘導）においてST上昇がみられることがあり、その後T波の陰転化が生じます。

　本症例は比較的急性期の症例と考えられ、Ⅲ誘導でのQ波はまだ出現しておらず、**V$_{1-2}$誘導にかけて軽度のST上昇を認めます** ➡④。そのほか、右室への圧力負荷により右脚ブロックがみられることがあります。また、非特異的なST変化や洞頻脈は⑤心タンポナーデでも認めますが、全誘導での低電位所見やQRS波の振幅が心拍ごとに変動する電気的交互脈が特徴的であり、本症例ではその所見は認めません。

　肺塞栓症では非特異的な心電図変化も多く、診断には他の検査での評価が必要です。

低電位
四肢誘導のQRS波高が5mm以下、または胸部誘導のQRS波高が10mm以下のとき→p.28。

> **ベーシック ▶ チャレンジへ　レベルアップにつながるポイント**
> - 1つ1つの心電図所見を読んでいくことで、病態の解明につながります。
> - S1Q3T3パターンは有名ではあるものの、右室負荷を示す所見であり、肺塞栓症に特異的なものではなく感度も低いことに注意しましょう。

⏸ PAUSED －ちょっと一休み－ ▶

肺塞栓症を疑うキーワード

　心電図検定において、肺塞栓症を示唆する病歴や症状が提示された場合は、積極的に肺塞栓症を疑う姿勢が重要です。典型的な病歴には、長時間の安静状態（長距離フライトや術後）、下肢深部静脈血栓症（deep venous thrombosis：DVT）の既往、突然の呼吸困難、胸痛、頻脈、失神などが挙げられます。

　診断の初期評価では、Wells スコアや Geneva スコアを用いてリスクを評価します。中〜高リスクと判定された場合には D ダイマー検査を行い、陽性であれば造影 CT 検査が確定診断の第一選択となります。しかし、腎機能低下やアレルギーで造影が困難な場合には肺血流シンチグラフィが有用です。

　心エコー検査における重要な所見には D-shape（右室圧負荷による左室の扁平化）や三尖弁逆流圧較差（tricuspid regurgitant-pressure gradient：TRPG）高値が挙げられます。また、駆出率（ejection fraction：EF）が正常の壁運動異常がない胸痛患者では、肺塞栓症を示唆している可能性があります。急性冠症候群（acute coronary syndrome：ACS）では局所的な壁運動異常が出現することが多いためです。

　心電図所見では頻脈は最も一般的な所見であり、上記スコアにも組み込まれています。右室負荷が進行すると右脚ブロックやT波陰性がみられることがあります。また、急性冠症候群に特徴的な局所的 ST 上昇がないことや、非特異的な ST-T 変化がみられることも PE を示唆するポイントです。

　主なキーワードとしては、下記が挙げられます。特徴的な心電図所見がないため、消去法での回答になりがちですが、問題文より疾患を推察する力も重要です。

▷ 肺塞栓症を示唆する主な病歴や症状

リスク因子	DVTの既往、安静状態、術後
臨床症状	呼吸困難、胸痛、失神
心エコー所見	D-shape、TRPG高値、EF正常、壁運動異常なし
心電図所見	頻脈、右脚ブロック、T波陰性、非特異的ST-T変化

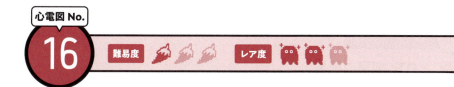

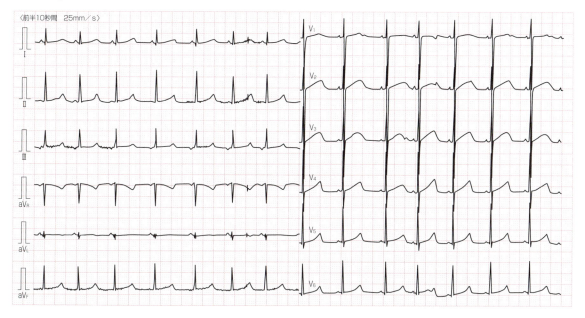

12歳女児。生来健康だが、学校検診で心電図異常を指摘されて精査目的で来院した。

設問031 ▷ ベーシック Level

心電図所見として**正しい**のはどれか？

選択肢　① ST上昇　② QTc間隔の延長　③ PR延長　④ 左室肥大　⑤ 陰性T波

解答 ▶

設問032 ▷ チャレンジ Level

心電図所見から**疑われる疾患**はどれか？

選択肢　① LQT1　② LQT2　③ LQT3　④ アンダースン・タウィル症候群
　　　　⑤ ブルガダ症候群

解答 ▶

心電図 No. 16 解答と解説 （森 仁）

心電図の主な所見 ▶ QTc 間隔の延長

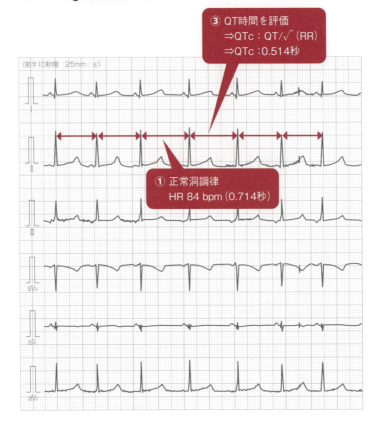

設問 031 ▶ 解答 ② QTc 間隔の延長

　心電図を見るときは、1つの誘導を横方向の時間軸で観察し、リズムの評価を行い、次いですべての誘導を縦方向に観察して形態評価を行います。

　Ⅱ誘導でリズムを観察すると、正常の洞調律で心拍数は 84 bpm（RR 0.714 秒）です ➡①。**QT 時間はやや長そうに見えますが 0.434 秒**でした ➡②。QT 時間の評価では、心拍数の影響を受けるため、心拍数で補正した QTc 間隔で評価を行います。QTc 間隔は QT 時間（秒）を RR（秒）の平方根で割った値で算出できます→p.131。この心電図では **RR は 0.714 秒のため QTc 間隔を算出すると 0.514 秒と延長**していることがわかります ➡③。

　横軸方向で観察すると、**PQ 時間は 0.09 秒**と延長は認めませんでした。縦方向で観察しても **ST 変化や T 波変化、QRS 波高の増大は認めず**、その他の選択肢は該当していません。したがって、解答は ② QTc 間隔の延長となります。

No. 16

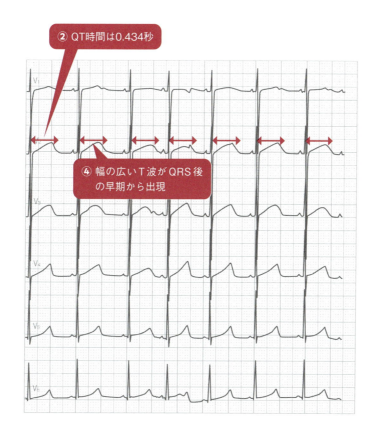

② QT時間は0.434秒

④ 幅の広いT波がQRS後の早期から出現

設問032 ▶ 解答 ① *LQT* 1

　この心電図でQTの形態を見ると、**幅が広いT波がQRS波後の早期から出現**しています ➡ ④。これは、QT延長症候群（LQTS）のうち、ロマノ・ワード症候群の1タイプである*LQT*1の特徴に該当しています。

　先天性QT延長症候群は、常染色体優性遺伝のロマノ・ワード症候群と、常染色体劣性遺伝で難聴を伴うジャーベル・ランゲ-ニールセン症候群に分けられます。本症例は生来健康であり、ロマノ・ワード症候群のQT延長症候群が疑われます。

　ロマノ・ワード症候群のなかでも頻度が高いのが*LQT*1〜3であり、それぞれが特徴的なQT形態を示します。上述の*LQT*1のほか、*LQT*2は振幅の低い二相性T波、*LQT*3は立ち上がりの遅いT波を特徴とします。上記の2疾患のほか、アンダーソン・タウィル症候群（原因遺伝子*LQT*7）ではQT延長に加えて、骨格異常、周囲性四肢麻痺を合併します。

LQTS
long QT syndrome、QT延長症候群。

ロマノ・ワード症候群
Romano-ward syndrome

ジャーベル・ランゲ-ニールセン症候群
Jervell and Lange-Nielsen syndrome

アンダーソン・タウィル症候群
Andersen-Tawil syndrome

▷ 先天性QT延長症候群の分類

分類	ロマノ・ワード症候群	ジャーベル・ランゲ-ニールセン症候群
特徴	・常染色体優性遺伝 ・原因遺伝子タイプは*LQT*1～17まである ・*LQT*1～3がほとんど	・常染色体劣性遺伝 ・原因遺伝子タイプは*JLN*1、*JLN*2の2種類

▷ ロマノ・ワード症候群の主なタイプ

・検出頻度はこの3タイプで約90％を占める。

タイプ	LQT 1	LQT 2	LQT 3
頻度	40％	40％	10％
原因遺伝子	*KCNQ1*	*KCNH2*	*SCN5A*
イオンチャネル	Iks	IKr	INa
誘因	運動（特に水泳）	音刺激（特に目覚まし時計）	睡眠（徐脈）
心電図	幅の広いT波	振幅の低い2相性T波	立ち上がりの遅いT波

新井陸, 永嶋孝一：QT時間は？永嶋孝一, 新井陸, 深谷英平, 他著, EP大学3ステップで学ぶ心電図, 2023：102. より引用

ベーシック▶チャレンジへ　レベルアップにつながるポイント

- QT時間は心拍数の影響を受けるため、正確には補正したQTcで判断するようにしましょう。
- T波の形に応じて、QT延長症候群の主要なタイプが予測できるため、原因遺伝子・誘因・治療薬も含めて学んでおこう。

心電図 No. 17

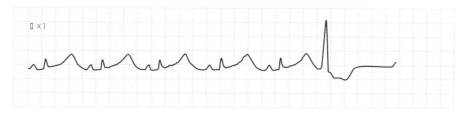

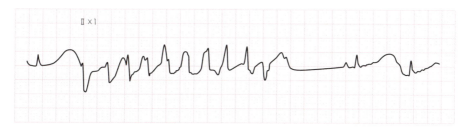

35歳女性。発作時の心電図リズムストリップ（連続心電図記録）を示す。

設問033 ▷ ベーシック Level

心電図所見として**正しい**のはどれか。

選択肢　① QT短縮　② 心室細動　③ 二方向性心室頻拍　④ Torsade de pointes
　　　　⑤ 逆方向性房室回帰頻拍

解答 ▶

設問034 ▷ チャレンジ Level

この不整脈の発生機序として**正しい**のはどれか。

選択肢　① 撃発活動（triggered activity）　② 異所性自動能　③ 伝導ブロック
　　　　④ 第2相リエントリー　⑤ マクロリエントリー

解答 ▶

心電図 No. 17 解答と解説 （加藤浩一）

心電図の主な所見 ▶ QT 延長に伴う torsade de pointes

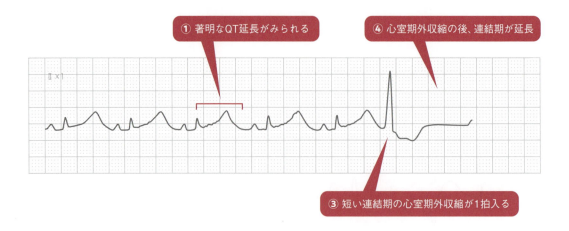

① 著明なQT延長がみられる
④ 心室期外収縮の後、連結期が延長
③ 短い連結期の心室期外収縮が1拍入る

設問 033 ▶ 解答 ④ Torsade de pointes

頻拍の起こり始めをとらえた心電図です。先行する**洞調律では QT 延長が明らかで** ➡①、頻拍は RR 間隔が不定で、1拍ごとの波形変化も著しく、torsade de pointes（TdP）といえそうです。そこまでわかれば本問は正解の④ torsade de pointes が選べます。

ちなみに、他の選択肢として③二方向性心室頻拍はカテコラミン誘発性多形心室頻拍でよくみられますが、心室頻拍の1拍ごとに上方・下方軸の心拍がみられるのが特徴です。本問のような多形頻拍とは異なります。また、QT 延長は伴いません。⑤逆方向性房室回帰頻拍（antidromic AVRT）では、単形性で RR 間隔が等しい頻拍がみられます。

TdP と心室細動（VF）を頻拍中の波形から見分けるのは難しいですが、TdP には以下の特徴があります。

antidromic AVRT
antidromic atrioventricular reciprocating tachycardia、逆方向性房室回帰頻拍。

心室細動
ventricular fibrillation（VF）。

▷ Torsade de pointes の特徴

1. QT 延長に引き続いて起きる
2. 自然停止がしばしばみられる ➡②
3. 典型的には、短い連結期の心室期外収縮が1拍入る ➡③ → 連結期が延長 ➡④
   → 次拍の QT がさらに延長することで始まる（short-long-short sequence）➡⑤⑥

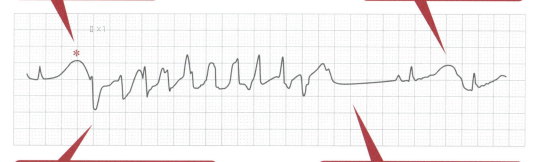

⑤ さらにQTが延長し、T波の形状も変化している

＊の心拍と同じ、変形したT波がまだみられている

⑥ 連結期が延長した後の1拍目はさらにQTが延長し、早期後脱分極による期外収縮が誘発され、TdPに移行している

② TdPはしばしば自然停止する。心室細動に移行すると自然停止は難しい

設問034 ▶ 解答 ① 撃発活動（triggered activity）

QT延長によるTdPが起こる機序の問題です。活動電位持続時間が長くなったことに伴い、細胞膜直下に高い濃度で滞留したカルシウムイオン（Ca^{2+}）は、Na-Ca交換系（NCX）が駆動して細胞外へ汲み出されます。ただし、Ca^{2+} 1分子に対してナトリウムイオン（Na^+）3分子です（等価交換ではありません）→ p.84。結果として、再分極しようとしていた膜電位が再び陽極側に振れてしまい、再度脱分極してしまう（→ shortの期外収縮が出る ➡⑥）ことになります。この現象を**早期後脱分極（EAD）**と呼び、遅延後脱分極（DAD）と合わせて①撃発活動（triggered activity）の主たるメカニズムであるといわれています。

ちなみに、誤選択肢の②異所性自動能は、洞結節と房室結節以外の心筋細胞が自発的に興奮することを指します。④第2相リエントリーは、ブルガダ（Brugada）症候群における活動電位第2相で起こるリエントリー現象とされていて、同症候群で心室細動が起こる機序とされています。⑤マクロリエントリーは一定の回路を興奮が旋回することを意味しますので、TdPの機序としては不適です。

早期・遅延後脱分極

心筋細胞で、先行する活動電位に伴って、またはそれに続いて観察される膜電位の「振れ」のこと。活動電位の終わりぎわに、再分極しようとしていた膜電位が再び脱分極方向へ振れ戻る現象。活動電位第2相と第3相で起きるものを「早期」後脱分極、いったん完全に再分極してから起きるものを「遅延」後脱分極と呼ぶ。

EAD
early afterdepolarization、早期後脱分極。

DAD
delayed afterdepolarization、遅延後脱分極。

▷ **後脱分極が起きるときの細胞内外のイオンの動き**

- さまざまな機序で細胞膜直下に滞留した Ca^{2+} は、NCX のはたらきで細胞の外に汲み出されている。このとき、Ca^{2+} 1つを汲み出すのと引き換えに Na^+ 3つが細胞内に取り込まれている。
- 結果として、この差分に当たる2価の陽電荷が細胞膜電位を再び脱分極方向へと振れさせ、後脱分極へ誘う。
- Ca^{2+} の滞留は、早期後脱分極の際は L 型 Ca チャネルからの流入によるとされているが、遅延後脱分極では筋小胞体からの持続的な Ca 流出が関与するとされている。

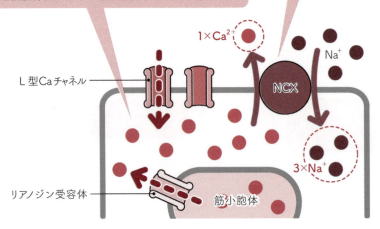

| ベーシック▶チャレンジへ | レベルアップにつながるポイント |

- QT 延長に伴って現れる代表的な心電図所見であるので、短時間の所見でも見逃さないようにしましょう。
- 不整脈の機序などの基礎医学の内容と、疾患の治療法まで結びつけて考えられると理解が進みます。

心電図 No. 18

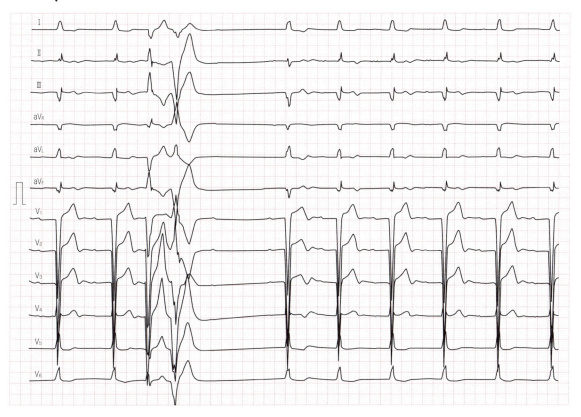

35歳男性。健康診断で心電図異常がみられた。
血縁者が40代で、心室頻拍による心肺停止蘇生、完全房室ブロックの病歴あり。
植込み型除細動器（ICD）手術後。

設問035 ▷ ベーシック Level

心電図所見として**正しい**のはどれか。
2つ選べ。

選択肢
① 心房期外収縮　② 心室期外収縮
③ 副伝導路症候群　④ 房室接合部調律
⑤ 房室ブロック

解答 ▶

設問036 ▷ チャレンジ Level

単一の遺伝子変異で、上記の心電図所見を呈するものはどれか。**2つ**選べ。

選択肢
① *SCN5A*（ナトリウムチャネル）
② *CACNA1C*（カルシウムチャネル）
③ *KCNQ1*（カリウムチャネル）
④ *LMNA*（ラミンタンパク）
⑤ *MYH7*（ミオシンタンパク）

解答 ▶

心電図 No.18 解答と解説 （西内 英）

心電図の主な所見 ▶ 多源性心室期外収縮、Ⅰ度房室ブロック

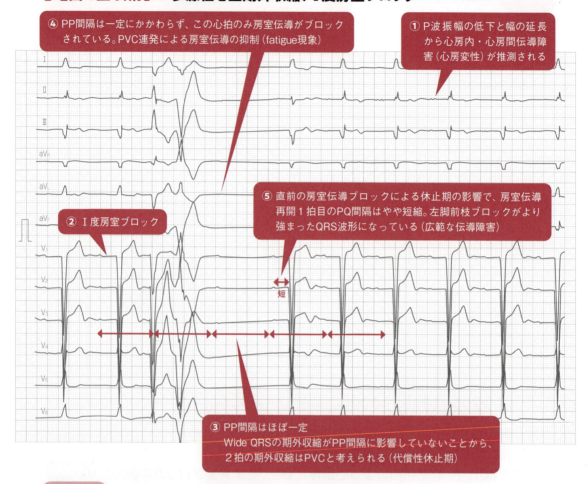

④ PP間隔は一定にかかわらず、この心拍のみ房室伝導がブロックされている。PVC連発による房室伝導の抑制（fatigue現象）

① P波振幅の低下と幅の延長から心房内・心房間伝導障害（心房変性）が推測される

⑤ 直前の房室伝導ブロックによる休止期の影響で、房室伝導再開1拍目のPQ間隔はやや短縮。左脚前枝ブロックがより強まったQRS波形になっている（広範な伝導障害）

② Ⅰ度房室ブロック

③ PP間隔はほぼ一定
Wide QRSの期外収縮がPP間隔に影響していないことから、2拍の期外収縮はPVCと考えられる（代償性休止期）

設問035 ▶ 解答 ② 心室期外収縮、⑤ 房室ブロック

調律を確認すると、振幅は低いものの一定間隔でP波➡①があり、QRSが1：1で続いていることから洞調律もしくは異所性心房調律と考えられます。PQ間隔は延長しています（⑤Ⅰ度房室ブロック）➡②。

3、4拍目のwide QRSの期外収縮は、変行伝導や順行性副伝導路を伴う①心房期外収縮（APC）と、②心室期外収縮（PVC）の鑑別が必要となります。この心電図では、**期外収縮の前後でP波の間隔は一定**であり（代償性休止期）➡③、期外収縮は心房と関連がない（影響していない）ことがわかります。このことから、期外収縮は②心室期外収縮と診断できます。

さらに、この心電図所見からは心房、刺激伝導系、心室にわたる広範の心臓伝導障害が読み取れます。**期外収縮直後のP波（5拍目）はQRS波を伴わず、このP波では房室伝導ブロックが起こっています**。これは直前のPVC 2拍により、心室から刺激伝導系末梢へ逆行性の刺激入力が起こり、直後にP波が発生した際には刺激伝導系が不応期にあるため順

| 86 |

行性の房室伝導がブロックされた、と考えられます（fatigue 現象）➡④。続く P 波（6拍目）では、直前に房室伝導の十分な休止期があるため、逆に **PQ 間隔は短縮**し、それに伴って **QRS 軸が変化**しています ➡⑤。左脚前枝領域の伝導性が変化したためと考えられますが、先行する心拍の影響でこのように伝導性がさまざまに変化することから、潜在性に広範にわたる心臓伝導障害があることが推測されます。

fatigue 現象
fatigue phenomenon、疲労現象。

設問036 ▶ 解答 ① *SCN5A*、④ *LMNA*

　心電図所見から読み取れる心疾患は、心臓伝導障害（**Ⅰ度房室ブロック** ➡②、心室内伝導障害）、心房伝導障害（P 波幅延長）、**多源性心室期外収縮** ➡③ があります。また、**房室伝導の fatigue 現象** ➡④ や、**PQ 間隔短縮時の QRS 軸変化** ➡⑤ から、潜在性に広範の伝導障害があることがわかります。伝導障害を基盤とした若年発症の心筋症が疑われ、また血縁者も心室不整脈、伝導障害があることから、**何らかの遺伝的背景を疑います**。

　本症例と血縁者の遺伝子検査の結果、ラミン遺伝子（*LMNA*）に、同じフレームシフト変異を認めました。また、心臓ナトリウムチャネル（$Nav_{1.5}$）をコードする遺伝子（*SCN5A*）は、さまざまな不整脈疾患に関連することが知られますが、家族性の進行性伝導障害、心室不整脈、拡張型心筋症（DCM）に関連する *SCN5A* 変異が報告されています。類似した心疾患症状を示すものとして、前述のラミン（*LMNA*）のほか、左室機能の低下や心室不整脈による突然死に関連するホスホランバン（*PLN*）、フィラミン C（*FLNC*）、RNA 結合モチーフタンパク質20（*RBM20*）などが知られており、これらは日本循環器学会／日本不整脈心電学会合同ガイドライン[1]上で ICD 適応の判断基準にもなっています。家族性若年発症の心室不整脈、伝導障害に出会った際には思い出したい原因遺伝子です（設問の遺伝子については、次ページを参照）。

LMNA
ラミン遺伝子。核膜のラミンタンパクをコードする遺伝子。

DCM
dilated cardiomyopathy、拡張型心筋症。

ベーシック ▶ チャレンジへ　レベルアップにつながるポイント

- 若年の伝導障害では、遺伝性心疾患を鑑別に挙げるようにしましょう。
- 代表的な疾患とその遺伝子変異については、心電図波形・治療法などもまとめて勉強しておきましょう。

文献

1) 日本循環器学会, 日本不整脈心電学会, 日本心血管インターベンション治療学会他編：2024年JCS/JHRS ガイドライン フォーカスアップデート版 不整脈治療（日本循環器学会/日本不整脈心電学会合同ガイドライン）, 2024.
https://www.j-circ.or.jp/cms/wp-content/uploads/2024/03/JCS2024_Iwasaki.pdf（2025. 1.10.アクセス）
2) Nishiuchi S, Makiyama T, Aiba T, et al. Gene-Based Risk Stratification for Cardiac Disorders in LMNA Mutation Carriers. *Circ Cardiovasc Genet* 2017 ;10(6)：e001603.

❙❙ PAUSED ―ちょっと一休み― ▶

遺伝性心疾患にかかわる遺伝子

設問036の選択肢に挙げられた遺伝子は、それぞれ遺伝性心疾患の原因となるものです。

1）*SCN5A*（ナトリウムチャネル）

Na$^+$チャネルαサブユニットをコードする遺伝子です。ブルガダ症候群、QT延長症候群（LQT3）、不整脈原性右室心筋症（ARVC）、進行性心臓伝導障害（PCCD）など、多くの遺伝性不整脈の原因遺伝子として知られています。

試験問題の選択肢にあったら、とりあえず選んでおくと正解の可能性は高い…かも!?

2）*CACNA1C*（カルシウムチャネル）

L型Ca^{2+}チャネルα1サブユニットをコードする遺伝子です。QT延長症候群（LQT8）の原因遺伝子として知られます。QT延長のほか、合指症、顔貌異常、精神発達遅滞など、心臓外合併症状をともなうティモシー（Timothy）症候群の原因でもあります。

3）*KCNQ1*（カリウムチャネル）

K$^+$チャネルαサブユニットをコードする遺伝子です。QT延長症候群（LQT1）やQT短縮症候群（SQT2）の原因遺伝子です。

QT延長症候群の原因遺伝子は、LQT1=*KCNQ1*、LQT2=*KCNH2*ですが、なかなか覚えられません。「遺伝子名と数字が同じ」という点をおさえておけば、間違えることは減る…かも!?

4）*LMNA*（ラミンA/Cタンパク）

細胞の核膜の裏うち構造タンパク、ラミンA/Cをコードする遺伝子です。若年で心臓伝導障害、心臓突然死、拡張型心筋症を発症する、注意すべき遺伝子変異ですが、発症メカニズムの詳細はいまだ不明です。

若年性伝導障害の家系で変異が同定されることが多く、変異型によりリスク評価ができるため[2]、疑わしい時は検査をおすすめしています。

5）*MYH7*（ミオシンタンパク）

心筋細胞の構造タンパクである、ミオシン重鎖をコードする遺伝子です。心筋細胞の収縮に重要な役割をもっており、肥大型心筋症（hypertrophic cardiomyopathy：HCM）や拡張型心筋症（DCM）などの遺伝性心筋症にかかわります。この*MYH7*も、変異型によって心臓突然死など予後に違いがあることが知られています。

心電図 No. 19

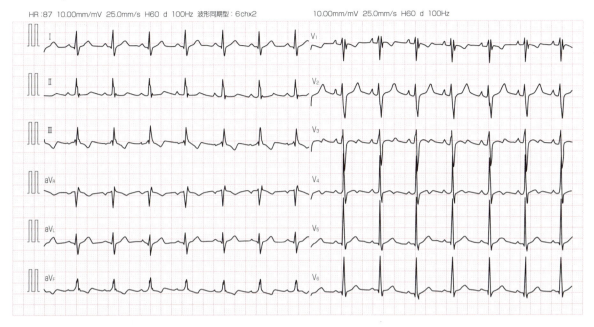

20歳女性。心電図異常を指摘されて来院した。

設問037 ▷ ベーシック Level

心電図所見として**正しい**ものはどれか。

選択肢　① 心房粗動　② 完全左脚ブロック　③ 不完全右脚ブロック
　　　　④ 心室期外収縮　⑤ コブド型ST上昇

解答 ▶

設問038 ▷ チャレンジ Level

心電図から**考えられる診断**はどれか。

選択肢　① ファロー四徴症　② 心室中隔欠損症　③ ブルガダ症候群
　　　　④ 肺動脈性肺高血圧症　⑤ 心房中隔欠損症

解答 ▶

心電図 No.19 解答と解説 （坂本和生）

心電図の主な所見 ▶ 特徴的な QRS 波形（不完全右脚ブロックとコシュタージュ型ノッチ）

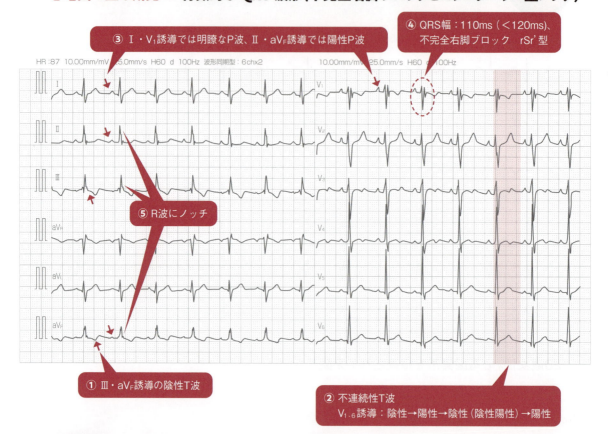

① Ⅲ・aV_F 誘導の陰性T波
② 不連続性T波　V_{1-6}誘導：陰性→陽性→陰性（陰性陽性）→陽性
③ Ⅰ・V_1誘導では明瞭なP波、Ⅱ・aV_F誘導では陽性P波
④ QRS幅：110ms（＜120ms）、不完全右脚ブロック　rSr'型
⑤ R波にノッチ

設問 O37 ▶ 解答 ③ 不完全右脚ブロック

　まずは調律を確認しましょう。**Ⅲ・aV_F 誘導の陰性 T 波** ➡① や**胸部誘導の二相性（陰性陽性）T 波** ➡② は①心房粗動（AFL）のようにも見えます。ただし、**Ⅰ・V_1誘導では明瞭な P 波を認め、Ⅱ・aV_F は陽性P 波** ➡③ であることから洞調律と判断します。

　次いで **QRS 波形**を確認します。**QRS 幅は 110ms とやや幅広**ですが ➡④、いずれの QRS 波も P 波に追従しているので、④心室期外収縮（PVC）ではありません。また、**V_1誘導は rSr'型**を示しており、右脚ブロックの所見です。QRS 幅＜120ms なので、③不完全右脚ブロック（IRBBB）となります。

　一方、選択肢にある②完全左脚ブロック（CLBBB）の場合は、右室→左室の順で興奮するため、V_{1-5}誘導から遠ざかる幅広い S 波と Ⅰ・aV_L・V_6誘導へ向かう幅広い R 波を認めることが一般的です。

　最後に右脚ブロックと⑤コブド（coved）型 ST 上昇の違いです。コブド型 ST 上昇は rSr'型を示すこともありますが、ST 上昇を伴う点が右脚ブロックとは異なります。

IRBBB
incomplete right bundle branch block、不完全右脚ブロック。

設問038 ▶ 解答 ⑤ 心房中隔欠損症

⑤心房中隔欠損症（ASD）では、**不完全右脚ブロック、Ⅱ・Ⅲ・aV_F のＲ波にノッチ（コシュタージュ〈crochetage〉型）** ➡ ⑤、**胸部誘導の不連続性Ｔ波** ➡ ② が特徴です。右脚ブロックやノッチは、右室の容量負荷による右脚の伝導障害の影響と考えられています。不連続性Ｔ波とは、V_{1-6}誘導で連続的に陰性→陽性とならずに、陰性→陽性→陰性→陽性と変化することを指します。なお、胸部誘導でV_3・V_4誘導のみ陰性Ｔ波（孤立性陰性Ｔ波）を認めることもあります。QRS波の電気軸も重要で、一次孔欠損型では左軸偏位、二次孔欠損型では右軸偏位を示すことが多いです（本症例は正常QRS軸です）。また、**右房負荷が強くなるとＰ波高が高くなる**点も忘れてはいけません。

①ファロー（Fallot）四徴症では、右室負荷による右室肥大のため、V_1誘導での高いＲ波が特徴です。②心室中隔欠損症（VSD）では、左室容量負荷により左室肥大をきたし、V_5・V_6誘導のＲ波増高がみられます。③ブルガダ症候群は右脚ブロックとの鑑別が必要ですが、V_{1-2}誘導でコブド型ST上昇を伴う点が異なります。④肺動脈性肺高血圧症では、肺性Ｐ波、右軸偏位、右室肥大の所見を認めます。

ASD
atrial septal defect、心房中隔欠損症。

VSD
ventricular septal defect、心室中隔欠損症。

ベーシック ▶ チャレンジへ　レベルアップにつながるポイント

- 不完全右脚ブロックはコブド型ST上昇と間違えないように、QRS波の終末がどこか？までを意識すると、J点でのST上昇がないことに気づきます。
- 先天性心疾患では、その機序（シャント部位・閉塞部位など）により、どの構造物（右房のみか右室もか）に負荷がかかるか、などでも鑑別が絞れていきます。

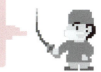

⏸ PAUSED －ちょっと一休み－

コシュタージュ型とは

コシュタージュ（crochetage）とは、フランス語でカギ針（フック）を意味します。コシュタージュ型とは、Ⅱ、Ⅲ、aV_F誘導で見られる、QRS波の始まりから80ms以内のＲ波上行脚、あるいはＲ波頂点付近で見られる急峻な上昇・下降のことです。典型的にはＭ型や二相性を示します（本症例ではaV_F誘導にRR'型ノッチがある）。

ちなみに、心房中隔欠損症の術後は、約半数の症例でコシュタージュ型が消失すると報告されています。

心電図 No. 20

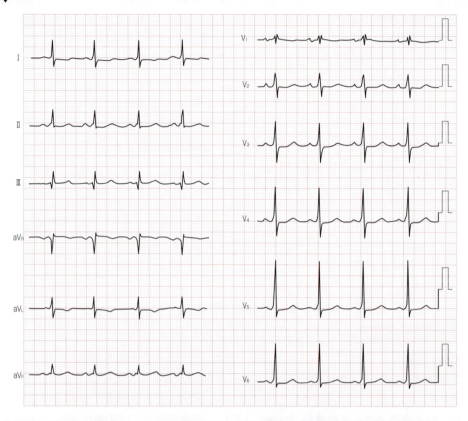

50歳男性。動悸・息切れを主訴に受診したが、来院時は症状が改善していた。来院時の心電図を示す。

設問039 ▷ ベーシック Level

心電図所見として、**正しい**のはどれか。

選択肢
① 不完全右脚ブロック　② A型WPW症候群（左前中隔ケント束）
③ A型WPW症候群（左自由壁ケント束）
④ C型WPW症候群（後中隔ケント束）　⑤ 変行伝導

解答 ▶

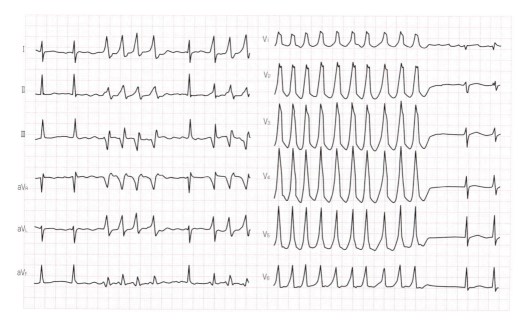

心エコー検査では心機能は正常であった。来院後に症状が再燃し、再度12誘導心電図を取得した。

設問040 ▷ チャレンジ Level

治療として**不適切**なのはどれか。

選択肢
① Ⅰ群抗不整脈薬投与　② アミオダロン静注
③ カルシウムチャネル阻害薬投与　④ 直流カルディオバージョン
⑤ カテーテルアブレーション

解答 ▶

心電図 No. 20 解答と解説 （関原孝之）

心電図の主な所見 ▶ A 型 WPW 症候群の洞調律

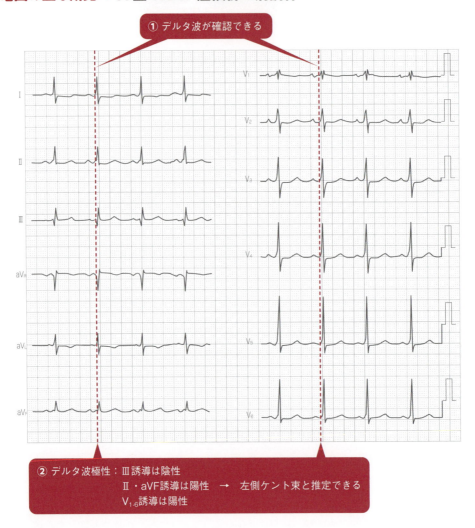

① デルタ波が確認できる

② デルタ波極性：Ⅲ誘導は陰性
　　　　　　　　Ⅱ・aVF 誘導は陽性 → 左側ケント束と推定できる
　　　　　　　　V₁₋₆ 誘導は陽性

設問 039 ▶ 解答 ③ A 型 WPW 症候群（左自由壁ケント束）

　本症例は比較的、早期興奮（preexcitation）の程度が弱く、V₁ 誘導だけでは一見、①不完全右脚ブロックや⑤変行伝導のようにも見えます。しかし、preexcitation の程度は房室結節伝導時間と、中隔 - ケント束付着部までの心房内伝導時間＋ケント束伝導時間のバランスによって決まるので、顕性 WPW 症候群でもあまり preexcitation がはっきりしないこともあります。

　本症例では、左胸部誘導では **P 波と連続するデルタ波が確認でき** ➡①、その開始時相で **V₁ 誘導は陽性** ➡② のため、左側ケント束と推定できます。なお、選択肢② A 型 WPW 症候群（左前中隔ケント束）はひっかけとなっており、大動脈 - 僧帽弁輪移行部（aorto-mitral continuity）に相当する左前中隔には通常ケント束は存在しません（選択肢②も否定）。

早期興奮
preexcitation、副伝導路による伝導が、刺激伝導系による伝導よりも早く心室を興奮させること。刺激伝導系による興奮は心筋全体を一様に興奮させるが、副伝導路の部位に応じ一部の心室筋がこれより早期に興奮するためデルタ波として観察される。

心電図の主な所見 ▶ **心房細動、左側ケント束によるデルタ波**

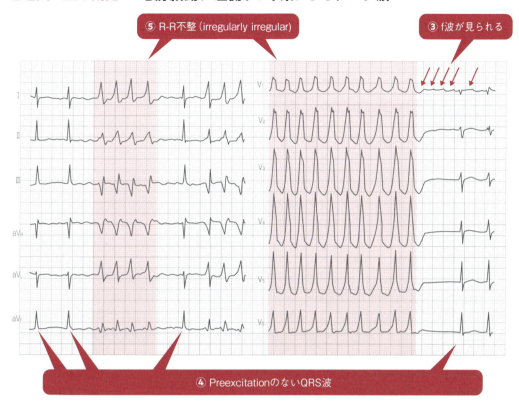

⑤ R-R不整（irregularly irregular）
③ f波が見られる
④ PreexcitationのないQRS波

設問040 ▶ 解答 ③ カルシウムチャネル阻害薬投与

　まず心電図の判読ですが、**基線に細動波（f波）が見られ** ➡③、心房調律は心房細動（AF）であることがわかります。問題は間欠的な wide QRSの部分で、**一部、早期興奮（preexcitation）のないQRS波も見られる**ことから ➡④、一見、非持続性心室頻拍（NSVT）のようにも見えます。しかし、心房調律が心房細動であること、wide QRSの部分でも周期、QRS波形の不規則な変動があることから ➡⑤、早期興奮心房細動（preexcited AF）（偽性心室頻拍〈pseudo VT〉）であると考えられます。

　ケント束の順行伝導がある症例（顕性WPW症候群）で③カルシウムチャネル阻害薬などの房室結節伝導抑制薬を用いると、ケント束による伝導が優位となり、早期興奮心房細動による血行動態の悪化や心室細動（VF）を惹起するリスクがあります。

　ケント束は組織的には固有心筋に近く、ナトリウムチャネル遮断作用のある薬剤（①I群抗不整脈薬、②アミオダロン静注）による伝導抑制が有効です。血行動態悪化がある場合には、④直流カルディオバージョンや、予防のための⑤カテーテルアブレーションも行われます。

NSVT
nonsustained ventricular tachycardia、非持続性心室頻拍。

preexcited AF
preexcited atrial fibrillation、早期興奮心房細動。

pseudo VT
pseudoventricular tachycardia、偽性心室頻拍 →p.115。

> **ベーシック▶チャレンジへ レベルアップにつながるポイント**
> - 左側ケント束では preexcitation がはっきりしない症例もあります。複数の心電図や運動負荷心電図を見ることで、判読がより確かになります。
> - ケント束の順行伝導がある症例では、房室結節伝導を抑制する薬剤は避けましょう。

⏸ PAUSED −ちょっと一休み−

遺伝性疾患・先天性心奇形とデルタ波

　早期興奮の解説で述べたとおり、デルタ波は副伝導路による伝導が刺激伝導系と別経路で心室を興奮させることで生じます。通常は他の心疾患を合併することはありませんが、デルタ波を有する症例で注意すべき遺伝性・先天性疾患がいくつか存在します。

グリコーゲン蓄積による疾患

　ポンペ病（Pompe's disease、アルファガラクトシダーゼ遺伝子変異、常染色体劣性遺伝）、Danon 病（LAMP2 遺伝子変異、X 連鎖性優性遺伝）、PRKAG2 症候群（*PRKAG2* 遺伝子変異、常染色体優性遺伝）は、いずれもグリコーゲン蓄積病で、心筋にグリコーゲンが蓄積することにより肥大型心筋症様の心肥大を起こし、さらに早期興奮症候群を合併することがあります。

　また、これら蓄積疾患ではない通常の肥大型心筋症でも、束枝−心室間副伝導路（FV pathway）によるデルタ波を示すことがあります。

B 型 WPW 症候群

　一方、先天性心奇形に合併するデルタ波として有名なのは、エプスタイン奇形→**p.172**に合併する B 型 WPW 症候群です。エプスタイン奇形は、三尖弁の弁輪が右室側に落ち込む先天性心奇形で、10〜30％に B 型 WPW 症候群を合併するといわれています。発作性上室性頻拍（PSVT）だけではなく、心房細動／粗動や心室性不整脈のリスクもあるとされており、B 型 WPW 症候群の患者においても心エコー検査の確認が重要です。

　以上のように、デルタ波を認める症例のなかには、上記のような背景疾患をもつ症例もあります。そのため、心電図診断だけでなく、心エコー検査や家族歴にも注意しましょう。

文献

1) Przybylski R, Vijayashankar SS, O'Leary ET, et al. Hypertrophic Cardiomyopathy and Ventricular Preexcitation in the Young: Cause and Accessory Pathway Characteristics. *Circ Arrhythm Electrophysiol* 2023;16(11)：e012191.
2) He HJ, Merriman AF, Cakulev I, et al. Ebstein's Anomaly: Review of Arrhythmia Types and Morphogenesis of the Anomaly. *JACC Clin Electrophysiol* 2021;7 (9)：1198−1206.

心電図 No. 21

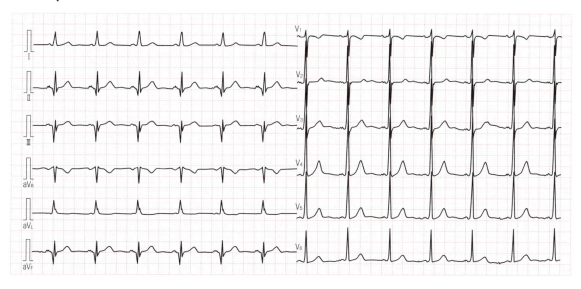

38歳女性。失神の精査目的で入院加療となった。

設問041 ▷ ベーシック Level

心電図所見として、正しいのはどれか。

選択肢　① 洞徐脈　② PQ時間延長　③ デルタ波　④ 右脚ブロック　⑤ 左脚ブロック

解答 ▶

設問042 ▷ チャレンジ Level

失神精査中に偽性心室頻拍を認め、ケント束に対するカテーテルアブレーションを行う方針となった。ケント束として正しい部位はどれか。

選択肢　① 前中隔　② 心外膜側　③ 右側壁　④ 左前側壁　⑤ 左側壁

解答 ▶

心電図 No.21 解答と解説 （徳竹賢一）

心電図の主な所見 ▶ PQ時間短縮、デルタ波

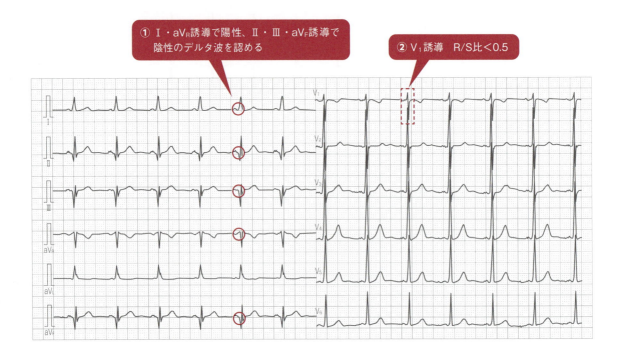

① I・aV_R誘導で陽性、II・III・aV_F誘導で陰性のデルタ波を認める

② V_1誘導 R/S比<0.5

設問041 ▶ 解答③ デルタ波

　失神の原因となる不整脈はさまざまですが、この心電図では徐脈・頻脈を認めていません（選択肢①は否定）。
　PQ時間の短縮を認め、**デルタ波**を認めています ➡①。PQ時間の延長は見られず、失神の原因となるような房室ブロック所見を認めません（選択肢②は否定）。QRS幅は正常範囲内であり、脚ブロックではありません（選択肢④⑤は否定）。また、有意なST異常も認めません。

設問042 ▶ 解答 ② 心外膜側

入院時からデルタ波を認めており、デルタ波はⅠ誘導（陽性）、Ⅱ・Ⅲ・aV_F誘導（陰性）、aV_R誘導（陽性）、**V₁誘導のR/S比<0.5**でした ➡②。後中隔のケント（Kent）束が示唆され、Ⅱ誘導のデルタ波が陰性であったことから、②心外膜側のケント束が疑われました（選択肢①、③〜⑤は否定）。ケント束の部位診断には Arruda（アルーダ）分類が有用です。

▷ Arruda 分類

・デルタ波を用いて、心電図における副伝導路の位置を特定するためのアルゴリズム。

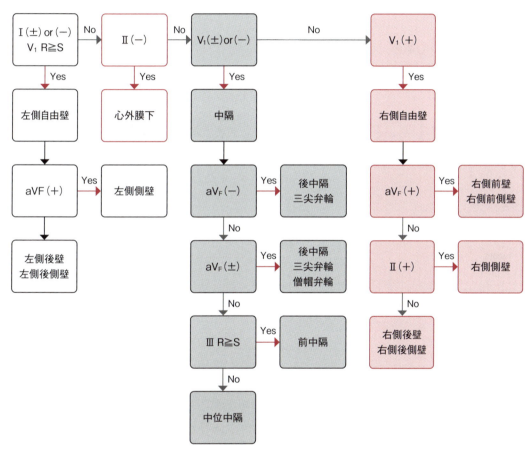

深谷英平, 徳田道史：PR間隔は？ 永嶋孝一, 新井陸, 深谷英平他, EP大学3ステップで学ぶ心電図-臨床や心電図検定でワンランク上を目指そう, 2023:30-33. より引用

（Arruda MS, McClelland JH, Wang X, et al. Development and validation of an ECG algorithm for identifying accessory pathway ablation site in Wolff-Parkinson-White syndrome. *J Cardiovasc Electrophysiol* 1998;9(1):2-12.）

本症例では、失神の入院精査中に偽性心室頻拍（pseudo VT）を認めました。

繰り返す失神にケント束の関与が強く疑われたため、ケント束に対するカテーテルアブレーションを行う方針となりました。ケント束は中心臓静脈の入口部に位置しており、心室ペーシングを行うと、心室・心房の連続電位を認めました。同部位の通電でケント束は消失し、以降失神は見られず、経過は良好でした。

後中隔ケント束に対する心内膜側からの通電に際して、V_1誘導で三尖弁輪側か僧帽弁輪側かの判断を行う方法が報告されています。V_1誘導が QS 型を呈する症例は三尖弁輪側であることが多く、R/S 比が 1.0 を超える症例では僧帽弁輪側が多いといわれています。

MCV
middle cardiac vein、中心臓静脈。

▷ 入院精査中の心電図

・偽性心室頻拍を認めた。

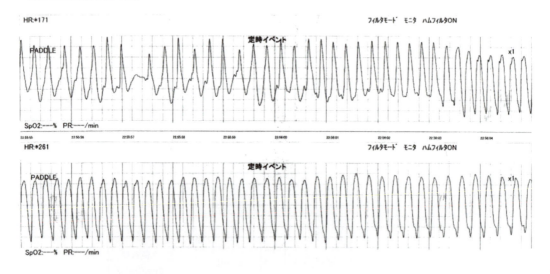

> **ベーシック ▶ チャレンジへ　レベルアップにつながるポイント**
> - デルタ波を見つけるためには、PQ 時間の短縮だけではなく、胸部誘導の移行帯や中隔性 q 波（septal q）の消失も参考にしましょう。
> - 下壁誘導での極端な陰性波は、心臓の一番下側からの伝導、すなわち心外膜側（本症例は MCV）起源を疑わせます。

心電図 No. 22

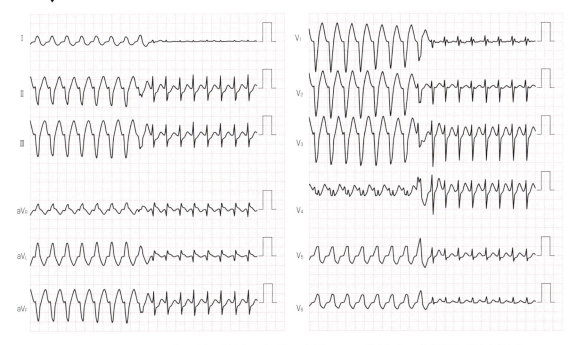

器質的心疾患のない32歳男性。動悸を主訴に来院した。動悸時の心電図所見を示す。

設問043 ▷ ベーシック Level

心電図所見から推定される頻拍の機序として、**正しい**のはどれか。

選択肢
① 変行伝導を伴う心房頻拍　② 変行伝導を伴う房室結節リエントリー頻拍
③ 変行伝導を伴う右側副伝導路を介する房室回帰頻拍
④ 変行伝導を伴う左側副伝導路を介する房室回帰頻拍
⑤ 心室頻拍から発作性上室性頻拍への移行

解答 ▶

設問044 ▷ チャレンジ Level

この心電図にみられる所見として、**正しい**のはどれか。**2つ**選べ。

選択肢
① 房室解離　② デルタ波　③ Coumel現象　④ Ashman現象
⑤ Peeling back現象

解答 ▶

心電図 No. 22 解答と解説 （平田 脩）

心電図の主な所見 ▶ 変行伝導を伴う房室回帰頻拍

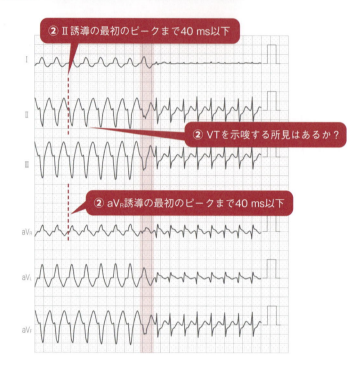

設問043 ▶ 解答 ④ 変行伝導を伴う左側副伝導路を介する房室回帰頻拍

　Wide QRS から narrow QRS に移行している頻拍になります。これは**wide QRS 頻拍とも波形の異なる wide QRS を契機に変化しているのがわかります**→①。

　そして、波形の異なる1拍の wide QRS は頻拍周期より連結期が短く、心室期外収縮（PVC）を意味しています。心室頻拍が1拍の PVC によって停止し、別の narrow QRS 頻拍を誘発したとは考えにくく、同一の頻拍が疑われます（選択肢⑤は否定）。その裏づけとして、前半の wide QRS の波形は Basel アルゴリズムでも発作性上室性頻拍（PSVT）を示唆しています→②。つまり、前半の wide QRS 頻拍は発作性上室性頻拍の左脚ブロック型変行伝導が考えられます。

　続いて、P 波を探してみますが、残念ながらこの頻拍の P 波は明確にはわかりません。しかし、頻拍周期に注目してみると**wide QRS から narrow QRS に対する際に頻拍同期が短縮**しているのがわかります→③。これは、見た目ではわかりにくいので、ディバイダーで計測するといいでしょう。

　この問題は、左脚ブロックによって頻拍周期の変動を認める頻拍を考えればいいのです。①心房頻拍（AT）や②房室結節リエントリー頻拍

PSVT
paroxysmal supraventricular tachycardia、発作性上室性頻拍。

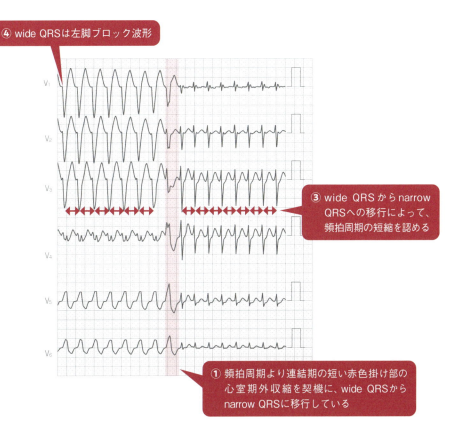

（AVNRT）は、ヒス束以下を回路に含まないため、否定的です。以上より、心室筋を回路に含む房室回帰頻拍が考えられます。

では、どのような場合に脚ブロックで頻拍周期の延長を認めるでしょうか？　それは、脚ブロックと同側に副伝導路を有する場合です。この症例は、**左脚ブロックで頻拍周期の延長**を認めており ➡ ④、左側に副伝導路があることがわかります（選択肢③は否定）。以上より④変行伝導を伴う左側副伝導路を介する房室回帰頻拍であるといえます。

▷ Basel アルゴリズム

・Wide QRS 複合頻拍の鑑別のための簡易的な臨床アルゴリズム。

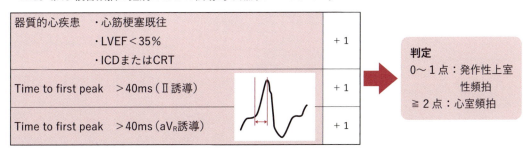

Moccetti F, Yadava M, Latifi Y, et al. Simplified Integrated Clinical and Electrocardiographic Algorithm for Differentiation of Wide QRS Complex Tachycardia: The Basel Algorithm. *J Am Coll Cardiol EP* 2022;8(7):831-839.

設問044 ▶ 解答 ③ Coumel 現象、⑤ Peeling back 現象

前述のように房室回帰頻拍では、副伝導路と同側の脚ブロックによって頻拍周期が変動します。この現象を③Coumel現象→p.111といいます。

本症例では、**左脚ブロックがPVCを契機に解除され、wide QRSからnarrow QRSに移行**しています➡①。これは、PVCが左脚へ逆行性に侵入し、左脚の不応期を短縮することで、PVCの次のAV伝導において左脚ブロックの解除が生じています。この現象を⑤**Peeling back現象**といいます。

①房室解離は心室頻拍（VT）で認める所見であり、④Ashman現象は心房細動（AF）や心房期外収縮（APC）などでみられることがあります。②デルタ波は房室回帰頻拍の洞調律時にたびたび認めますが、正方向性房室回帰頻拍中にはみられません。

Ashman現象
RR間隔の変動に伴う変行伝導のこと。

ベーシック ▶チャレンジへ　レベルアップにつながるポイント

- 頻拍中にQRS波形の変化を伴う際は、診断のチャンスになることが多いです。
- Coumel現象、Peeling back現象について説明できるようになっておきましょう。

心電図 No. 23

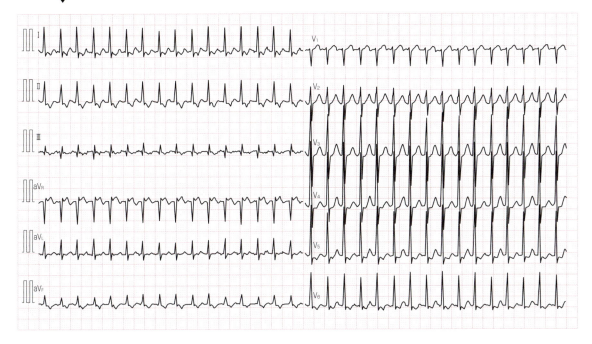

55歳男性。1時間続く動悸を主訴に来院した。

設問045 ▷ ベーシック Level

次のうち、最も考えられる診断はどれか。

選択肢　① 心房粗動　② 洞頻脈　③ 正方向性房室回帰頻拍　④ 心房頻拍
　　　　⑤ 房室結節リエントリー頻拍

解答 ▶

設問046 ▷ チャレンジ Level

この頻拍に関与する伝導路として、最も考えられるものはどれか。2つ選べ。

選択肢　① 房室結節の順伝導路　② 房室結節の逆伝導路　③ 左側ケント束
　　　　④ 右側ケント束　⑤ 中隔ケント束

解答 ▶

心電図 No.23 解答と解説 （高麗謙吾）

心電図の主な所見 ▶ **房室回帰頻拍**

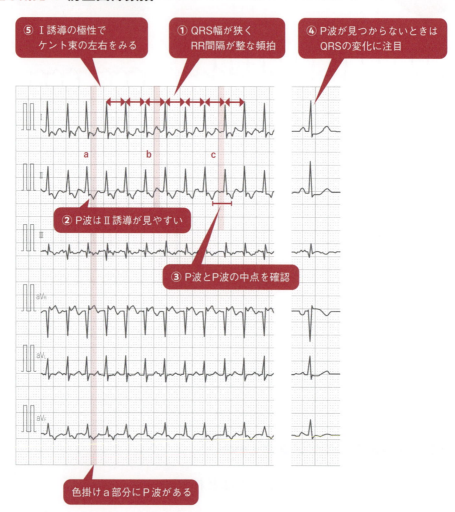

設問045 ▶ 解答 ③ 正方向性房室回帰頻拍

　心電図は **QRS 幅が狭く、RR 間隔が整な頻拍** です ➡①。P 波を探して診断しますが、見つけにくいこともあるので、難しく感じても大丈夫です。今回は少しがんばって探してみます。Ⅰ誘導を見ると**色掛けaに陰性のP波、色掛けbに陽性のP波**、Ⅱ誘導を見ると**色掛けaに陰性のP波**があるようにも見えます ➡②。2つの波はP波とT波です。bにP波があるとするとaにT波があることになり、QT 間隔が短すぎます。頻脈時にはT波の終末はRR間隔の真ん中よりも後ろにきます。**bではなくaにP波があるため、short RP 頻拍**です。Ⅱ誘導のP波が鋸歯状に見えたりもするので、念のためPPの真ん中（色掛けc）も見ておくと、そこに**明瞭な陰性波はなく** ➡③、①心房粗動（AFL）ではありません。

　Short RP 頻拍は④心房頻拍（AT）や②洞頻脈よりも、⑤房室結節リ

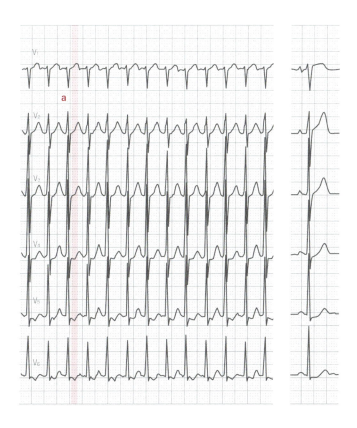

エントリー頻拍（AVNRT）か③房室回帰頻拍（AVRT）を考えます。洞調律時の心電図があればQRS波形に変化がないかを確認します。人工知能を用いた研究でも、ST部分よりQRS部分が鑑別に有用だったという報告もあります。Ⅱ・Ⅲ・aV_F誘導に偽性Q波や偽性S波がないか、V_1誘導に偽性R'波がないか、QRS波内にノッチがないかを見ます。aV_L誘導など、他の誘導で変化が見やすいこともあります。それらがあるときは④房室結節リエントリー頻拍の可能性が高くなりますが、**今回はありません** ➡④。前述のとおり、Ⅱ誘導のST部分、QRS波と少し離れてP波があり、③房室回帰頻拍を最も強く疑います。

　なお、房室回帰頻拍のほうがST部分にP波が重なってSTがより大きく下がるとされ、3mm以上低下していると参考になりますが、1～2mmの低下はいずれにも見られるため参考になりません。

| 設問046 | ▶ 解答 ① 房室結節の順伝導路、③ 左側ケント束 |

　　QRS幅が狭いので➡①、房室結節を順行性に伝導しています（選択肢①が考えられる）。房室回帰頻拍だとすると、逆伝導路はどこでしょうか？

　右房は左房からみて前側・右側・やや下側にあるため、心房頻拍ではV$_1$・aV$_L$誘導の極性で起源を診断します。しかし、弁輪部起源のP波の検討では、Ⅰ誘導の極性で左右を鑑別するのが最も有用と報告されています。本症例ではⅠ誘導が陰性で➡⑤、③左側ケント束（後側壁）を疑い、実際にアブレーションを行うと予想通りでした。

　なお、右側ケント束の場合はⅠ誘導が陽性で、V$_1$誘導が陰性（選択肢④は否定）、中隔ケント束の場合はⅠ誘導が陽性で、V$_1$誘導も陽性となります（選択肢⑤は否定）。中隔から心房興奮が始まる房室結節の逆伝導路も、Ⅰ誘導とV$_1$誘導は陽性になることが多いとされます（遅伝導路の逆伝導であっても選択肢②は考えにくい）。ただし、ST部分に重なったP波の極性判断は難しく、必ずしも部位診断は容易ではありません。明瞭にP波が認識できた場合にだけ、参考にしてもよいといった程度に考えておきましょう。

| ベーシック▶チャレンジへ | レベルアップにつながるポイント |

- P波が先行しないnarrow QRS頻拍を見たら、波の重なりのところに隠れていないかを考え、探してみましょう。
- P波の形状から逆行性心房波の接続部位がわかると、診断がさらに絞り込めることもあります。

心電図 No. 24

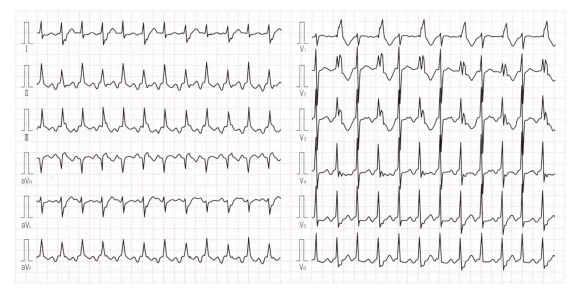

73歳女性。動悸を自覚し、近医を受診した。

設問047 ▷ ベーシック Level

心電図診断として**正しい**のはどれか。

選択肢
① 心室期外収縮2段脈　② 通常型心房粗動　③ 洞頻脈
④ 頻脈性上室性不整脈＋右脚ブロック　⑤ 交代性脚ブロック

解答 ▶

設問048 ▷ チャレンジ Level

心電図所見から**可能性が高いと考えられる不整脈**はどれか。**2つ**選べ。

選択肢
① 稀有型房室結節回帰頻拍
② 三尖弁輪後中隔に付着するslow Kent束を介する房室回帰頻拍
③ 冠静脈洞入口部起源心房頻拍　④ 右下肺静脈起源心房頻拍
⑤ 僧帽弁輪後側壁に付着するslow Kent束を介する房室回帰頻拍

解答 ▶

心電図 No. 24 解答と解説　（林　健太郎）

心電図の主な所見 ▶ **下壁誘導陰性 P 波の long R-P' 頻拍**

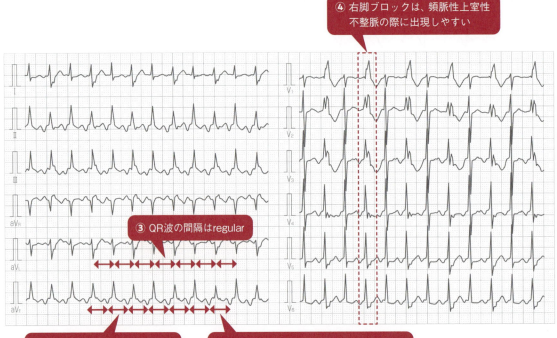

④ 右脚ブロックは、頻脈性上室性不整脈の際に出現しやすい
③ QR 波の間隔は regular
② 矢印の中央に P 波は認めない
① P 波の間隔は regular で、下壁誘導で陰性

設問 O47　▶ 解答 ④ 頻脈性上室性不整脈＋右脚ブロック

　まずは **P 波のリズム・周期・波形**を確認しましょう。**P 波は、リズムは regular（整）で 150 回 / 分（bpm）程度、下壁誘導（Ⅱ・Ⅲ・aV_F 誘導）で特徴的な深い陰性**なので ➡①、③洞頻脈は否定されます。
　②通常型心房粗動（AFL）は、下壁誘導で陰性 P 波となりますが、**周期が 300bpm 前後**となり、**PP 間隔の中央で QRS 波に隠れている P 波はない**ので、周期から否定されます ➡②。QRS 波も波形は 1 拍ごとに異なりますが、**リズムは regular** です ➡③（PR 間隔も regular）。心室期外収縮（PVC）の 2 段脈であれば wide QRS 波形の際に QRS 波の周期（および PR 間隔）が短縮しなければいけませんが、その所見は認めず、①心室期外収縮 2 段脈も否定されます。
　P 波は regular で QRS 波も regular、QRS 波形のみ異なるので、wide QRS は右脚ブロック（RBBB）に伴う波形変化と考えられます。右脚の不応期は一般的に左脚より長いため、頻脈性上室性不整脈の際には右脚ブロックがより出現しやすくなります ➡④。
　右脚ブロック波形は認めますが、左脚ブロック（LBBB）波形は認めないため、⑤交代性脚ブロックは不正解です。

設問048 ▶ 解答 ① 稀有型房室結節回帰頻拍、③ 冠静脈洞入口部起源心房頻拍

　右脚ブロックを伴う long R-P' 頻拍の鑑別になります。P波形と右脚ブロック出現が頻拍に与える影響で鑑別を進めます。

　P波は下壁誘導で深い陰性、aV_L 誘導で陽性、V_1 誘導はほぼ flat であり ➡①、冠静脈洞入口部近傍が頻拍の出口として最も疑われますが、僧帽弁輪の後中隔は出口として否定できません（僧帽弁輪であれば、より V_1 誘導に陽性成分が出ることが多いですが）。しかし右下肺静脈起源では、下壁誘導で本症例ほど深い陰性P波にはなりませんし、僧帽弁輪後側壁であれば aV_L 誘導で陽性とはならないので、④右下肺静脈起源心房頻拍、⑤僧帽弁輪後側壁に付着する slow Kent（ケント）束を介する房室回帰頻拍（AVRT）は否定的です。

　①稀有型房室結節回帰頻拍、②三尖弁輪後中隔に付着する slow Kent 束を介する房室回帰頻拍、③冠静脈洞入口部起源心房頻拍はP波形からはいずれもありえます。しかし、右房側に付着する副伝導路を介する房室回帰頻拍では、右脚ブロック出現時に頻拍周期が延長する、いわゆる Coumel 現象が認められることが一般的です。本症例では**頻拍周期に変化がない**ので、右房側に付着する副伝導路を介した順行性房室回帰頻拍（選択肢②）は否定的です（ただし、刺激伝導系および slow Kent 束の減衰伝導が Coumel 現象による頻拍周期の延長を相殺する可能性はあるため、完全に否定はできない）。消去法で選択肢①、③が可能性として高く、この2つはこの心電図のみでの鑑別は困難です。

　本症例はカテーテルアブレーション検査を施行し、術中の所見から冠静脈洞入口部を起源とする心房頻拍と診断されました。

Coumel現象
ケント束を介した房室回帰頻拍時に、ケント束と同側の脚ブロックが生じた際に頻拍周期が延長する現象のこと。

ベーシック▶チャレンジへ　レベルアップにつながるポイント

- 複雑な波形でも心房波のリズム・周期・波形に基づいて、特に心房粗動の2：1伝導がないかに注意しながら鑑別しましょう。
- 脚ブロック出現時に、頻拍周期の変化の有無に着目すると、さらに診断が絞られていきます。

⏸ PAUSED -ちょっと一休み-

P波による起源診断

　下壁誘導・aV_L 誘導・V_1 誘導の極性が参考となりやすいです。本症例では下壁誘導で深い陰性なので心房の下方、aV_L 誘導で陽性なので右房起源が疑われます。また、V_1 誘導に関しては、おおまかに右房起源の興奮は胸部誘導 V_1 から遠ざかるため、V_1 で陰性、逆に左房起源の興奮は V_1 に近づくため陽性となります。

　心房中隔近傍起源では V_1 誘導は flat または弱い陰性／陽性波などになりますが、そのなかでもより背側（左房側）起源では、V_1 誘導に近づく成分が優勢となり、陽性成分が目立ってくる傾向にあります。本症例では陽性成分に乏しく、中隔起源でもどちらかというと右房起源が疑われます。

　以上を総合的に判断すると、頻拍の出口は右房中隔の下方、解剖学的には冠静脈洞入口部近傍が疑われます。

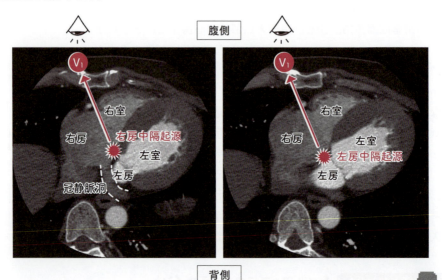

心電図 No. 25

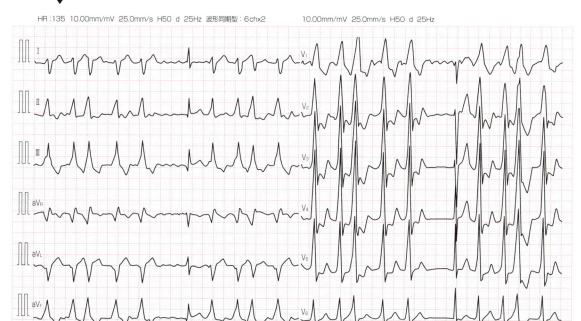

74歳男性。動悸を主訴に来院した。基礎疾患はなし。

設問049 ▷ ベーシック Level

心電図所見として、**正しい**のはどれか。

選択肢　① 洞調律　② 心房細動　③ 房室接合部調律　④ 心室頻拍　⑤ 心室細動

解答 ▶

設問050 ▷ チャレンジ Level

上記（設問049）の解答以外の所見として、**正しい**のはどれか。

選択肢　① 完全右脚ブロック　② 変行伝導　③ 心室頻拍　④ ケント束
　　　　⑤ Coumel現象

解答 ▶

心電図 No. 25 解答と解説 （北井敬之）

心電図の主な所見 ▶ WPW症候群に合併した心房細動

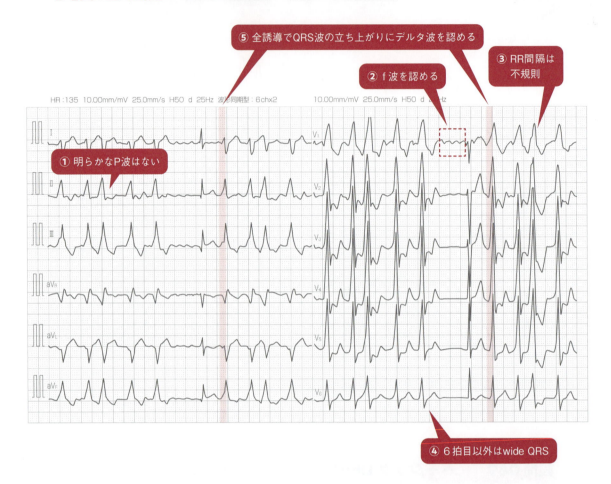

⑤ 全誘導でQRS波の立ち上がりにデルタ波を認める
② f波を認める
③ RR間隔は不規則
① 明らかなP波はない
④ 6拍目以外はwide QRS

設問049 ▶ 解答 ② 心房細動

　心房波を探しますが、明らかな**P波はなく**、①洞調律ではありません ➡①。**V₁誘導でf波（細動波）を認め** ➡②、**RR間隔が完全に不規則**であることから ➡③、この心電図は②心房細動（AF）とわかります。

　6拍目以外はwide QRSになっているので ➡④、心室性不整脈との鑑別が必要となります。単形性心室頻拍の場合は、RR間隔が均等（regular）であることが多いですが、本症例は**QRSの波形がほぼ同一であるにもかかわらずRR間隔が不整（irregular）**のため ➡⑤、④心室頻拍は否定的です。③房室接合部調律の場合、一般的に徐脈でRR間隔が規則正しくなるため否定されます。

　⑤心室細動ではRR間隔が不整ですが、QRS波形が異なることが多いことと、基線が不規則に揺れることが一般的なので、これも否定されます。

設問 050 ▶ 解答 ④ ケント束

　右脚ブロック（RBBB）の場合は、QRS波形がほぼ均一になりますが、本症例は直前のRR間隔により**QRS波の幅・立ち上がりが変化**しています。RR間隔が短くなるほど、房室結節が不応期に入るため、ケント束を経由した伝導が伝わりやすくなり、**デルタ波がはっきりと現れます**　➡⑤。

　V$_1$誘導でR>S、aV$_F$誘導でデルタ波が陽性であることから、左室前側壁〜側壁に位置する④ケント束が疑われます。

　顕性WPW症候群に心房細動（AF）が合併した場合、ケント束を介した房室伝導能が良好すぎるために心拍数が上がり、デルタ波によりwide QRSとなることから、③心室頻拍（VT）のように見えることがあります（偽性心室頻拍、pseudo VT）。

　6拍目のQRSはnarrowですが、ケント束が不応期のため、房室結節を経由して心室が興奮したものと考えられます。

　わかりやすく解説すると、WPW症候群では洞調律時に房室結節と副伝導路の2つの房室伝導を通って心室が興奮しています。副伝導路を通る心室興奮によりデルタ波（早期興奮）と、房室結節を通る心室伝導により幅の広いQRS波形が形成されます（**下図a**）。また、WPW症候群では房室伝導と副伝導路の2つの房室伝導路を介した房室回帰頻拍（AVRT）が生じる可能性があります（**下図b**）。

　WPW症候群に心房細動が合併した場合には、**下図c**のように洞調律時と同様に、房室結節と副伝導路の2つの房室伝導を通って心室が興奮しています。一般的な心房細動の治療に用いられるβ遮断薬やベラパミル塩酸塩などの房室伝導を抑制する薬剤の使用は、不応期の短い副伝導路を通過させやすくするために、より幅の広いQRS波形の頻脈になることがあります。これが偽性心室頻拍です。

▷ WPW症候群の3パターンと心電図の特徴

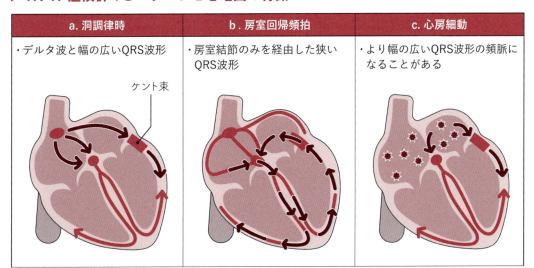

ちなみに心室内変行伝導の場合は、右脚もしくは左脚がブロックされ、wide QRS になることが多いです。この心電図では前述のとおり V_1 誘導で RSR' とならず、典型的な右脚ブロックとはいえないことから、②変行伝導も否定的されます。
　⑤ Coumel 現象とはケント束を介した房室回帰頻拍時に、ケント束と同側の脚ブロックが生じた際に頻拍周期が延長する現象です。
　WPW 症候群に心房細動を合併した場合には、電気的除細動のよる停止が必要となることが多いです。本症例では再発抑制のためにカテーテルアブレーション（心房細動に対する肺静脈隔離、WPW 症候群に対する副伝導路の離断）を行い、洞調律を得ました。治療後の心電図では、規則正しい P 波を認め（洞調律）、かつデルタ波が消失しており、副伝導路がなくなったことを示しています。

▷ 治療後の心電図（肺静脈隔離、副伝導路離断後）

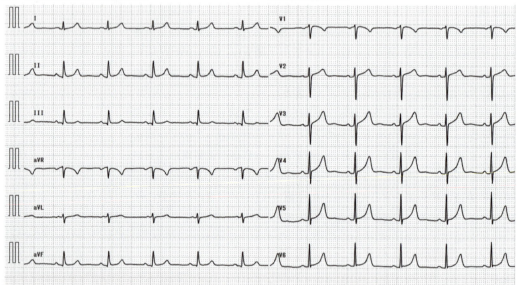

| ベーシック ▶チャレンジへ | レベルアップにつながるポイント |

- 幅の広い QRS 波を見つけたときの鑑別疾患を挙げられるようにしておきましょう。
- ケント束の付着位置によっては、洞調律時にはデルタ波がほぼわからないこともあります。

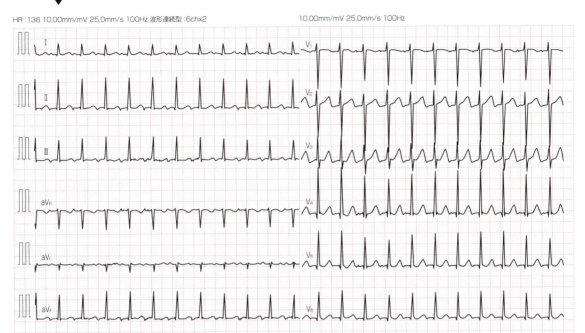

52歳女性。動悸を主訴に来院した。

設問051 ▷ ベーシック Level

心電図所見として**正しい**ものはどれか。

選択肢　① 洞頻脈　② 異所性心房調律　③ 通常型心房粗動
　　　　④ 発作性上室性頻拍　⑤ 心房細動

解答 ▶

設問052 ▷ チャレンジ Level

鑑別するべき不整脈として**適さない**ものはどれか。**2つ**選べ。

選択肢　① 心房頻拍　② 正方向性房室回帰頻拍　③ 逆方向性房室回帰頻拍
　　　　④ 通常型房室結節リエントリー頻拍　⑤ 非通常型房室結節リエントリー頻拍

解答 ▶

心電図 No.26 解答と解説 (若松雄治)

心電図の主な所見 ▶ Narrow QRS long RP' 頻拍

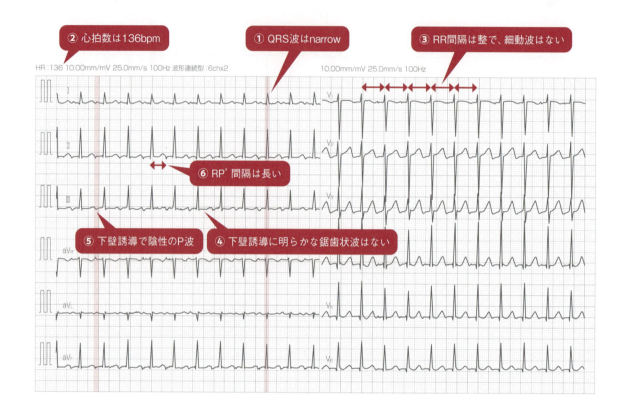

設問051 ▶ 解答④ 発作性上室性頻拍

まず、QRS 幅を見てみると **0.12秒（3mm）未満** であり、narrow QRS 頻拍 ➡① であることがわかります。次に、心拍数を確認すると **136回/分（bpm）の頻拍** ➡② であるため、②異所性心房調律は除外できます。

また、RR 間隔は一定の **regular 頻拍であり、不規則な基線の細かい揺れ（細動波：f 波）もない** ➡③ ことから、⑤心房細動（AF）は除外できます。

③通常型心房粗動（common AFL）に特徴的な **鋸歯状波は見られない** ➡④ ため、③も除外できます。

P 波の位置を探してみると、T 波の終末に認められ、**P 波は下壁誘導（Ⅱ、Ⅲ、aV_F 誘導）で陰性** ➡⑤ であることから①洞頻脈は除外できます。

以上から、④発作性上室性頻拍が正答となります。

f 波
細動波。心房の不規則な興奮を反映した、不規則な基線の細かい揺れ。

設問052 ▶ **解答 ③ 逆方向性房室回帰頻拍、**
④ 通常型房室結節リエントリー頻拍

　本頻拍は、narrow QRS の regular 頻拍であり、下壁誘導（Ⅱ、Ⅲ、aVF 誘導）で**陰性の P 波（逆行性 P 波）が T 波の終末に認められます**➡⑤。QRS 波と P 波が 1：1 で伝導しており、**RP' 間隔は RR 間隔の半分以上**あるため➡⑥、この頻拍は long RP' 頻拍と判断できます。

　Long RP' 頻拍の鑑別としては、①心房頻拍（AT）、伝導の遅くなる特徴（減衰伝導特性）のある副伝導路を介した②正方向性房室回帰頻拍（orthodromic AVRT）、⑤非通常型房室結節リエントリー頻拍（特に順行性に速伝導路（fast pathway）、逆行性伝導に遅伝導路（slow pathway）を用いる fast-slow 型）の 3 つが挙げられます。

　③逆方向性房室回帰頻拍（antidromic AVRT）は、**wide QRS 頻拍**となるため除外できます➡①。

　房室結節リエントリー頻拍（AVNRT）は、房室結節内に速い伝導路（fast pathway）と遅い伝導路（slow pathway）の二重伝導路が存在し、これらの伝導路を使って房室結節内でリエントリーが形成されることで生じます。大部分は順行性伝導に slow pathway を、逆行性伝導に fast pathway を伝導する「slow-fast 型」であり、これを④通常型房室結節リエントリー頻拍と呼びます。通常型 AVNRT では、slow pathway を順行して心室へ伝導するのと同時に、fast pathway を逆行し、早期に心房へ興奮が伝導するため、**逆行性 P 波が QRS 波のなかに埋もれてしまうか、下壁誘導の深い S 波として現れる**ため、この心電図では除外することができます➡⑤。

　一方で、まれに順行性伝導に fast pathway や slow pathway を使用し、逆行性伝導に slow pathway を使用する「fast-slow 型」または「slow-slow 型」も起こり、これを非通常型 AVNRT と呼びます。非通常型 AVNRT では、逆行性伝導に slow pathway を用いるため、逆行性 P 波は ST 部分や T 波の終末に現れます。

　この頻拍は心臓電気生理学的検査（EPS）の結果、心房頻拍の診断となりました。

RP'間隔
R波から逆行性P波までの時間。

orthodromic AVRT
orthodromic atrioventricular reciprocating tachycardia、正方向性房室回帰頻拍（オルソドロミックAVRT）。

AVNRT
atrioventricular（AV）nodal reentrant tachycardia、房室結節リエントリー頻拍。

EPS
electrophysiology study、心臓電気生理学的検査。

▷ 房室回帰頻拍（AVRT）

・心臓と心室間のケント束を介して興奮が旋回する（リエントリー性）。

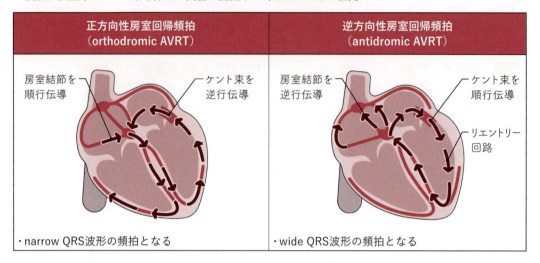

正方向性房室回帰頻拍 （orthodromic AVRT）	逆方向性房室回帰頻拍 （antidromic AVRT）
・narrow QRS波形の頻拍となる	・wide QRS波形の頻拍となる

ベーシック▶チャレンジへ　レベルアップにつながるポイント

- Narrow QRS頻拍はまずregularかどうか？　P波はどこにあるか？を意識して、鑑別していきましょう。
- Long RP'頻拍の鑑別として、①心房頻拍、②減衰伝導特性のある副伝導路を介した正方向性AVRT、③非通常型AVNRTの3つを挙げられるようにしましょう。

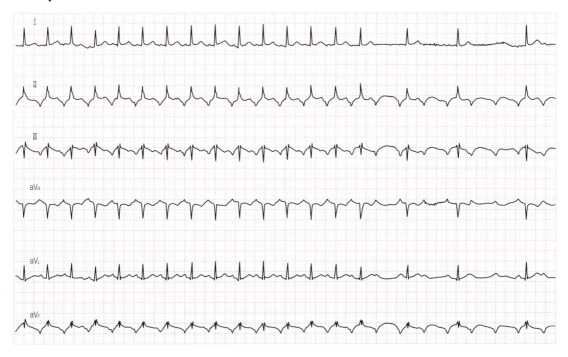

基礎心疾患のない50歳男性。動悸を主訴に来院した。少量のアデノシン三リン酸（ATP）静注時の心電図を示す。

設問053 ▷ ベーシック Level

頻拍診断として**正しい**のはどれか。

選択肢 ① 洞頻脈　② 発作性上室性頻拍　③ 通常型心房粗動　④ 心房細動　⑤ 心室頻拍

解答 ▶

設問054 ▷ チャレンジ Level

疑わしい頻拍の診断として**正しい**のはどれか。**2つ**選べ。

選択肢 ① 通常型（slow-fast型）房室結節リエントリー頻拍
② Fast-slow型房室結節リエントリー頻拍　③ 正方向性房室回帰頻拍
④ 心房頻拍　⑤ 脚枝関連心室頻拍

解答 ▶

心電図 No. 27 解答と解説 （阪井諭史）

心電図の主な所見 ▶ 頻拍

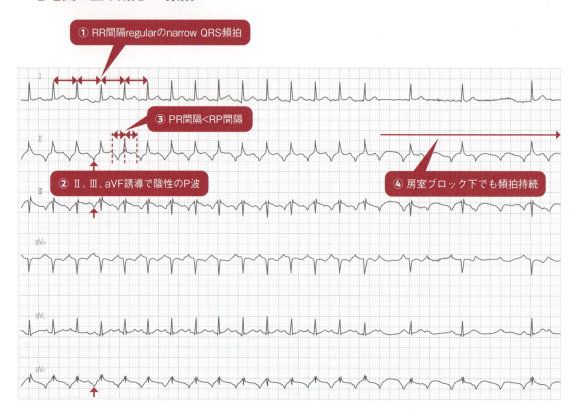

設問053 ▶ 解答 ② 発作性上室性頻拍

前半は**幅の狭いQRS波の頻拍（心拍数125bpm）が一定のリズム**で並んでいますが ➡①、少量ATP静注により、後半はQRS波の頻度が減少し、不規則となっています。

P波を確認するとⅡ、Ⅲ、aV_F誘導で**陰性のP波**を認めており ➡②、①洞頻脈は同誘導で陽性P波になることが一般的なので否定的です。

明らかな鋸歯状波も確認できないので③通常型心房粗動（common AFL）も否定的であり、リズム整の頻拍でP波が確認できるので④心房細動（AF）も否定的です。⑤心室頻拍（VT）は幅の広いQRS波となる（例外は設問054）ことが一般的なので、正解は②発作性上室性頻拍となります。

ATP
adenosine triphos-phate、アデノシン三リン酸。

設問054 ▶ 解答 ② Fast-slow 型房室結節リエントリー頻拍、④ 心房頻拍

P波－QRS波の間隔とQRS波－P波の間隔を比較すると、後者のほうが長く、このような頻拍を **long RP 頻拍**と呼びます ➡③。

①通常（slow-fast）型房室結節リエントリー頻拍（AVNRT）は P 波が QRS 波と重なるか、すぐ後方に出現する（very short RP 頻拍）ことが多く、否定的です。心電図後半で、少量 ATP 静注後に房室伝導が抑制されて、QRS 波が頻度減少していますが、頻拍の P 波は持続的に出現しており、**房室ブロックを呈しても頻拍が停止していない**ことになります ➡ ④。

伝導時間の長い副伝導路（slow Kent 束）を介した③正方向性房室回帰頻拍（orthodromic AVRT）は long RP 頻拍となることがありますが、心房と心室を必ず 1：1 で含まないと頻拍が維持できないため、この所見をもって否定することができます。

心室頻拍でも、まれに⑤脚枝関連心室頻拍（上部中隔型特発性左室心室頻拍など）は幅の狭い QRS 波の頻拍を呈し、1：1 の室房伝導を伴うことで発作性上室性頻拍との鑑別が問題となることがあります。しかし、一般的に **ATP に対する反応性はなく、QRS 波の数＜ P 波の数となることはない**ので、残った② fast-slow 型房室結節リエントリー頻拍と④心房頻拍（AT）が正解となります。

心房頻拍は頻拍回路が心房に限局しているので、房室ブロックをきたしても頻拍に影響はありません。また、房室結節リエントリー頻拍は房室結節からヒス束につながる下位共通路（lower common pathway）で伝導ブロックが生じる場合は、房室ブロックが起きつつ頻拍は停止しないという現象が起こりえます。この頻拍は EPS の結果、三尖弁輪 7 時起源の心房頻拍でした。

> **上部中隔型特発性左室心室頻拍**
> 左脚近位部領域から発生する特発性心室頻拍であり、ベラパミル感受性心室頻拍のサブタイプのひとつである。左脚の中隔枝を上行し、左脚基部から前枝、後枝、右脚を下行するため、洞調律時の波形と類似した narrow QRS 頻拍を呈する。

▷ **正方向性房室回帰頻拍（orthodromic AVRT）**

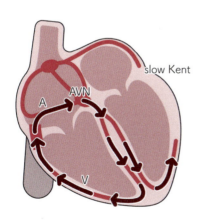

▷ **房室結節リエントリー頻拍**

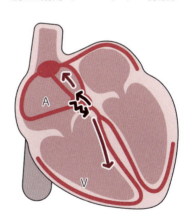

ベーシック▶チャレンジへ　レベルアップにつながるポイント

- regularity、P 波の形から鑑別を絞ったうえで、アデノシン三リン酸（房室結節を抑制する薬剤）の反応で診断を確定させましょう。
- Narrow QRS 頻拍の各疾患が、何を回路として構成しているのかを考えると診断は絞れます。

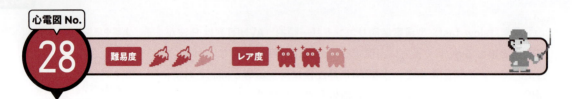

A. 外来での心電図

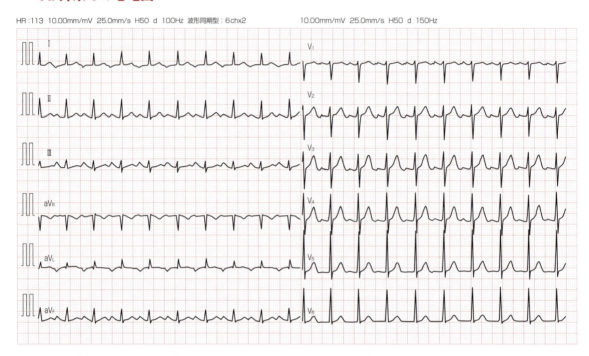

50歳男性。頻拍の精査目的に紹介され、外来受診した際の心電図（A）。

設問055 ▷ ベーシック Level

心電図Aの所見として**正しい**のはどれか。

選択肢 ① 洞調律　② PQ短縮　③ wide QRS tachycardia　④ QT延長
　　　　⑤ 異所性P波

解答 ▶

B. トレッドミル負荷心電図時の心拍数

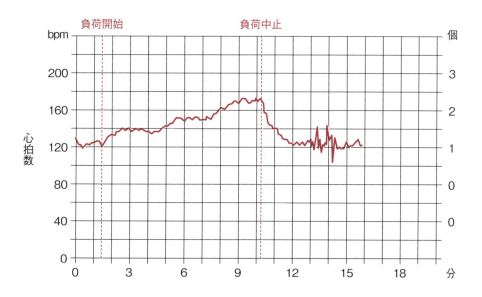

トレッドミル負荷心電図時の心拍数トレンド図（B）。トレッドミル負荷中に心電図の波形変化はみられなかった。

設問056 ▷ チャレンジ Level

心電図Bをふまえて、心電図Aの診断で**正しい**のはどれか。

選択肢　① 洞頻脈　② 房室結節リエントリー頻拍　③ 房室回帰頻拍
④ 巣状性心房頻拍　⑤ マクロリエントリー心房頻拍

解答 ▶

心電図 No.28 解答と解説 (高橋正雄)

心電図の主な所見 ▶ Narrow QRS 頻拍

A. 外来での心電図

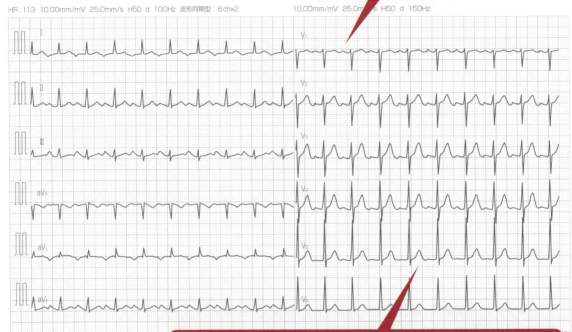

① P波が最も認識しやすいV₁誘導がおすすめ
PQ間隔5目盛り＝200 ms

② QRS〜T波の読影は基線からの上がり、戻りがわかりやすい誘導でチェックする
QRS幅2〜3目盛り＝80〜120 ms、QT間隔8目盛り＝320 ms

設問055 ▶ 解答⑤ 異所性P波

QRSに先行するP波を認め、房室解離はありません。**PQ間隔は1マスの200ms程度**なので ➡①、②PQ短縮は否定的です。QRS幅を見ると3目盛りはなく、**120ms以内のnarrow QRS頻拍、QT間隔は1マス＋3目盛り程度で320ms**であり、QT間隔は正常範囲です ➡②。P波の形に注目するとⅡ、Ⅲ、aV_F誘導で陽性であり、一見、①洞調律と見誤ってしまいます。しかし、**aV_L誘導で強い陰性P波**であり、洞調律ではなく、所見としては⑤異所性P波が正しいです。

B. トレッドミル負荷心電図時の心拍数

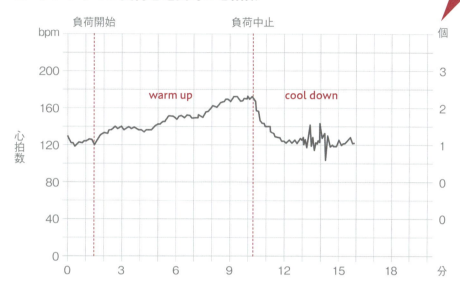

> ③ トレッドミルやホルター心電図の心拍数トレンドも、重要な手掛かりを与えてくれることも。
> 本症例ではwarm up、cool downを見逃さない

設問056 ▶ 解答 ④ 巣状性心房頻拍

　異所性P波を有するnarrow QRS頻拍であり、①洞頻脈は否定できます ➡②。P波の位置より**long RP'頻拍を軸**に鑑別を進めます。P波の形から**逆行性P波は否定的**であり、②房室結節リエントリー頻拍（AVNRT）、③房室回帰頻拍（AVRT）は考えにくく、心房頻拍（AT）を第一に考えます。

　また、トレッドミル負荷心電図時に波形変化は認めず、頻拍は持続しています。**負荷に伴い徐々に心拍数は上昇し（warm up現象）、負荷中止に伴い心拍数は徐々に減少し（cool down現象）、開始時の心拍数に落ち着いており（心拍数トレンド図B）** ➡③、この所見からも②房室結節リエントリー頻拍、③房室回帰頻拍は否定されかつ、心房頻拍の機序としては異常自動能を強く疑います。

　⑤マクロリエントリー心房頻拍の場合には、心房内の頻拍回路を旋回する頻拍であり、心拍数の変動は心房レートに対する心室への伝導比で決定され、warm up現象、cool down現象は認めません。したがって、トレッドミル負荷心電図の所見をふまえると、異常自動能を機序とする④巣状性心房頻拍と判断されます。

異常自動能
洞結節と房室接合部は正常自動能をもっているが、それ以外の固有心筋から生じる自発性興奮のこと。

そして下表からは、その起源は左心耳（LAA）または左肺静脈が疑われました。結果としては、下図のとおり、左心耳起源の巣状性心房頻拍と診断され、カテーテルアブレーションにより消失しました。術前より左房由来の巣状性心房頻拍と判断しており、早期の起源の同定と治療に成功した症例であり、術前の心電図診断の重要性がわかります。

LAA
left atrial appendage、左心耳。

▷ 心房頻拍起源によるP波極性の違い

起源部	I	II	III	aV_R	aV_L	aV_F	V₁	V₂	V₃	V₄	V₅	V₆
上方分界稜（superior CT）	+	+	+	−	+	+	−	−	−	−	−	−
下方分界稜（inferior CT）	+	−	−	+	−	−	−	−	−	−	−	−
右心耳（RAA）	+	+	+	−	iso	+	−	−	−	−	−	iso, −, +
結節周囲（perinodal）	+	−	−	+	+	−	−/+, iso	−	−	−	−	−
冠静脈洞近位部（CSos）	iso, +	−	−	+	+	−	−/+, +	−/+, −	−	−	−	−
冠静脈洞遠位部（CSdis）	−, iso	−	−	+	+/−, +/iso	−	+	+	+, −	−	−	−
右上肺静脈（RSPV）	+	+	+	−	+	+	+	+	+	+	+	+
左上肺静脈（LSPV）	−, iso	+	+	−	−	+	+	+	+	+	+	+
左心耳（LAA）	−	+	+	iso, −	−	+	+	+	+	+	+	+

CT：crista terminalis（分界稜）　RAA：right atrial appendage（右心耳）　CS：coronary sinus（冠静脈洞）
RSPV：right superior pulmonary vein（右上肺静脈）　LSPV：left superior pulmonary vein（左上肺静脈）

▷ 術中の3Dマッピングシステム画像

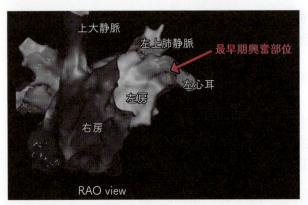

・左心耳内に最早期興奮部位（➡）がある。

ベーシック▶チャレンジへ　レベルアップにつながるポイント

- II、III、aV_F誘導のみで判断すると騙されます。I、aV_L誘導で陰性P波なので、洞調律ではない？という疑問をもちましょう。
- Warm up現象、cool down現象のほかに、異所性P波だと洞調律時と比較しPQ時間が異なることも、異所性であることのヒントになります。

心電図 No. 29

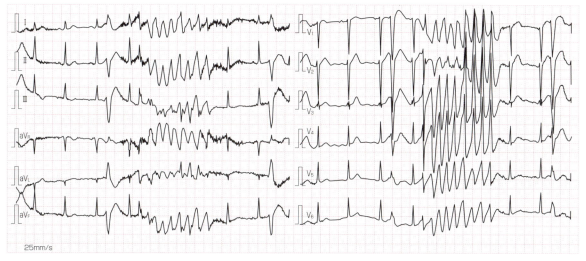

39歳女性。失神を繰り返したため、精査目的で入院となった。

設問057 ▷ ベーシック Level

心電図所見として**正しい**のはどれか。

選択肢　① 心房細動＋WPW症候群　② 心房細動＋変行伝導　③ 多形性心室頻拍
④ 単形性心室頻拍　⑤ 体動に伴うノイズ

解答 ▶

設問058 ▷ チャレンジ Level

突然死の家族歴があることが確認された。原疾患として**最も疑われる**のはどれか。

選択肢　① ブルガダ症候群　② QT延長症候群　③ QT短縮症候群
④ short-coupled variant of torsade de pointes（SCVTdP）
⑤ WPW症候群

解答 ▶

心電図 No.29 解答と解説 （水上　暁）

心電図の主な所見 ▶ 多形性心室頻拍

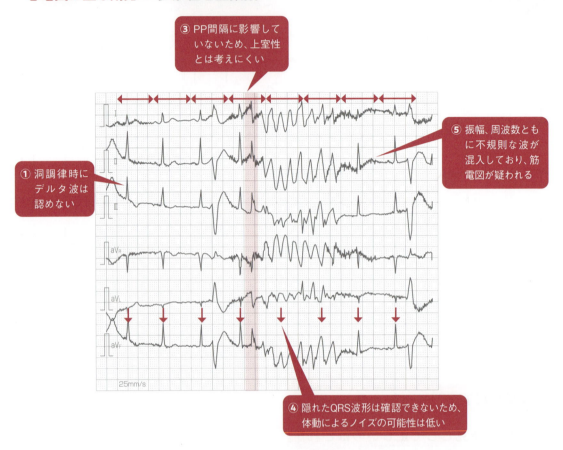

設問057 ▶ 解答③ 多形性心室頻拍

　心室頻拍（VT）様の波形を認め、その診断が問われています。まずは洞調律時の QRS 波形を確認しましょう。**明らかなデルタ波は認められず** ➡①、顕性の①WPW 症候群は否定的です。**心室頻拍様波形の形は刻々と変化し不安定なので** ➡②、多形性の頻拍が疑われます。よって②変行伝導や④単形性心室頻拍は否定されます。

　PP 間隔は心室頻拍様の波形前後も一定で影響を受けていないので ➡③、心房細動（AF）を含めた上室性の不整脈は考えにくいです。また、心室頻拍様波形のなかに **QRS 波が隠れている所見は認められず** ➡④、失神を繰り返している病歴からも、心室頻拍様波形自体が⑤体動によるノイズである可能性は低そうです。ただ、**振幅、周波数ともに不規則なノイズは一部に認められており** ➡⑤、入院時の危機的状況に起因する筋電図の混入が疑われます。よって、正解は③多形性心室頻拍です。

筋電図の混入
身体に力が入ることで筋肉の緊張を生じ、それによって発生する現象。アーチファクトの一種。

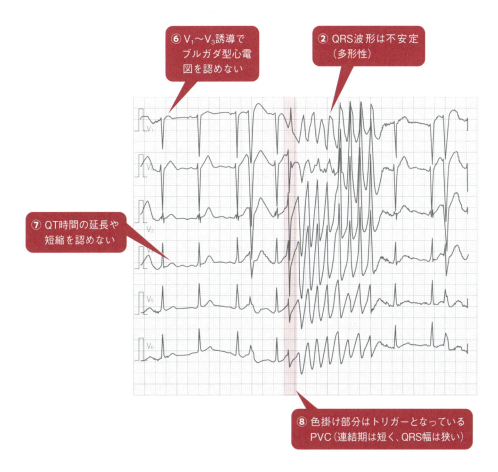

⑥ V₁～V₃誘導で
ブルガダ型心電
図を認めない

② QRS波形は不安定
（多形性）

⑦ QT時間の延長や
短縮を認めない

⑧ 色掛け部分はトリガーとなっている
PVC（連結期は短く、QRS幅は狭い）

> **設問058** ▶ 解答 ④ short-coupled variant of torsade de pointes (SCVTdP)

　家族歴を伴う多形性心室頻拍の原疾患を、心電図から推測してみましょう。**V₁～V₃誘導に①ブルガダ（Brugada）症候群を示唆する所見を認めません**→⑥。**QTc間隔（時間）は418 ms** と正常範囲であり、QT時間の延長や短縮も認めないため→⑦、② QT延長症候群（LQTS）、③ QT短縮症候群（SQTS）も否定的です。設問057の解説でも述べたように、デルタ波を認めないため、⑤ WPW症候群に合併した心房細動（preexcited atrial fibrillation）も否定的です。

　本症例の特徴は、**連結期が230 ms** と非常に短く、**QRS幅112 ms** と比較的narrowな心室期外収縮（PVC）が心室頻拍のトリガーとなっている点です→⑧。多形性心室頻拍や心室細動（VF）はR on T型の心室期外収縮により誘発されることが多いですが、R on Tとなるためには QT時間の延長か、短い連結期（<350ms）の心室期外収縮が必要です。

QTc間隔（時間）
QTc間隔（時間）（Bazet式）＝実測QT時間（秒）÷√RR時間（秒）正常値は0.36秒≦QTc＜0.44秒（文献による）。

preexcited atrial fibrillation
WPW症候群による早期興奮を合併した心房細動。日本では偽性心室頻拍（pseudo VT）と呼ばれることが多いが、海外では通じない。

本症例では後者が原因となり R on T から多形性 VT を生じたと考えられ、原疾患としては④ SCVTdP が疑われました。多形性 VT や VF のトリガーとなる心室期外収縮は、右室もしくは左室のプルキンエ（Purkinje）線維に起源をもつことが多く、その特徴としては QRS 幅が 120 ms 未満であることが指摘されています。

本症例にアブレーションを行ったところ、左脚後枝近位部に心室期外収縮の起源が確認され、同部位への焼灼で治療に成功しました。

このように、多形性 VT のトリガー心室期外収縮の連結期や波形の評価は、病態の理解や治療方針の決定のみならず、心室期外収縮の起源の推定にも有用です。しかしながら、本症例のように通常の 12 誘導心電図でそれが可能なことはまれであり、モニター心電図、ホルター心電図、イベントレコーダなどに加え、12 誘導ホルター心電図や 12 誘導モニター心電図の有用性も指摘されています。

ベーシック▶チャレンジへ　レベルアップにつながるポイント

- 乱れた波形の際に最も多い原因は、体動（特に歯みがき）によるノイズですが、QRS 波形がノイズ中にあるかないかで判断することと、患者さんの状態を確認しましょう。
- 連結期の短い心室期外収縮が頻発している際に、"危ない"という感覚をもつことが重要です。

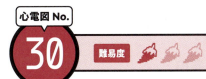
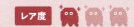

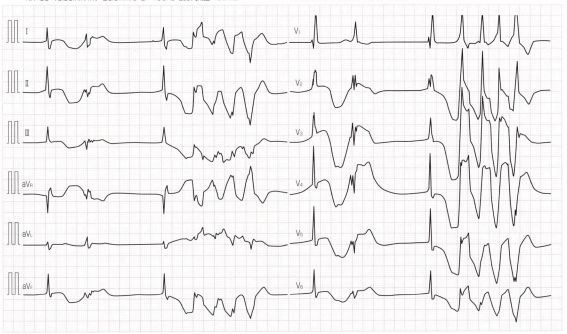

80歳女性。脳梗塞で入院。検診で、発作性心房細動・右脚ブロックを指摘されている。入院後、心電図異常を指摘された。

設問059 ▷ ベーシック Level

心電図所見として、**誤っている**のはどれか。

選択肢 ① 房室接合部補充収縮　② 洞調律　③ QT延長　④ 心室期外収縮
⑤ 多形性心室頻拍（torsade de pointes）

解答 ▶

設問060 ▷ チャレンジ Level

本症例に対する検査・治療として、**誤っている**のはどれか。

選択肢 ① 一時ペーシング　② 内服薬の確認　③ β遮断薬　④ 電解質補正
⑤ 心臓超音波（心エコー）検査

解答 ▶

心電図 No.30 解答と解説 （川口直彦）

心電図の主な所見 ▶ QT延長、非持続性多形性心室頻拍

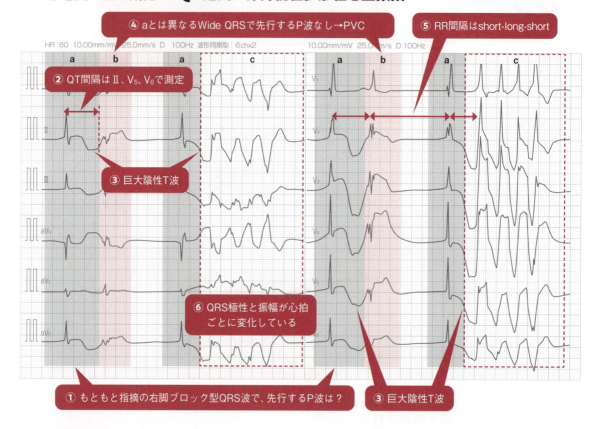

設問059 ▶ 解答 ② 洞調律

　洞調律時と同型と考えられる**右脚ブロック（RBBB）型のQRS波が認められ（a）、P波が先行していない**ことから➡①、①房室接合部補充収縮と考えられます。調律は、房室接合部調律（RR間隔2.2秒）と考えられます。

　QT間隔は著明に延長しており➡②、房室接合部調律に伴う徐脈性の③QT延長が考えられます。また、本症例は**巨大陰性T波を認め**➡③（原因については後述）、さらなるQT延長をきたしていると考えられます。

　1拍目の房室接合部補充収縮の後に、**aとは異なる形のwide QRS波形を認め（b）、P波は先行していない**ことから➡④、これは④心室期外収縮（PVC）と考えられます。

　2拍目の房室接合部補充収縮の後に**R on T型の様式で、short-long-shortシーケンスからの⑤多形性心室頻拍（torsade de pointes：TdP）が非持続性に認められています（C）**➡⑤⑥。これはQT延長に伴うTdP開始時の典型的パターンであり、Pause後の補充収縮の後の延長したT波に心室期外収縮が出現することにより起こります。

設問060 ▶ 解答③ β遮断薬

　QT延長の原因として先天性のほかに、薬剤・徐脈・電解質異常・器質的心疾患（心筋症や冠動脈疾患）・脳卒中などが挙げられます。今回は、まず徐脈の関与が心電図から明らかであるため、その改善によるTdPの予防が必須であり、①一時ペーシングの適応と考えられます。

　QT延長を起こす薬剤、および徐脈を誘発する薬剤の確認が必要となります。本症例は既往の心房細動（AF）に対して、ベラパミル塩酸塩の内服が行われており、徐脈（洞停止および房室接合部調律）を誘発したと考えられることから、内服中止としました（選択肢②は否定）。よって、陰性変時作用を有する③β遮断薬の投与は不適と考えられます。

　電解質異常の確認は必須であり、マグネシウム・カリウム・カルシウム値の異常があれば、緊急で補正する必要があります（選択肢④は否定）。

　巨大陰性T波を伴うQT延長の原因として、心筋症・冠動脈疾患の関与を疑い、⑤心臓超音波（心エコー）検査などによる精査が必要となります。

　本症例では、緊急一時ペーシングを行い、その際に冠動脈造影および左室造影検査を施行し、たこつぼ心筋症の合併を診断しました。つまり、徐脈・たこつぼ型心筋症・脳卒中の複数の要因が著明なQT延長およびTdPの原因と考えられました。一時ペーシングは70bpmで設定し、その後は心室期外収縮・TdPは消失しました。

　QT間隔の延長は、多形性心室頻拍や心室細動などの致死的不整脈につながる可能性があり、本症例でも心室細動が複数回発生して電気的除細動を要しています。要因は多岐にわたるため、個々の症例でその検索をすみやかに行い、それぞれの要因に応じた対応が緊急で必要となります。あらかじめ知識をもっておくことが大切です。

ベーシック ▶ チャレンジへ　レベルアップにつながるポイント

- Short-long-shortシーケンスからの徐脈や新規の巨大陰性T波出現がQT延長の増悪因子となっています。
- TdPに遭遇した際に必要な検査、治療法、増悪因子について知っておくと、その後の対応がスムーズになります。

心電図 No. 31

A. 来院時

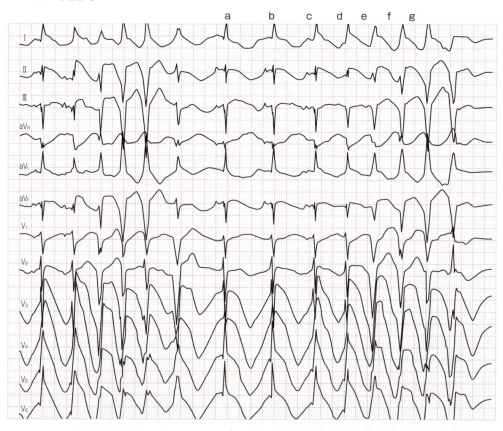

74歳女性。意識消失のため搬送された。来院時は心電図Aにみられるような多形性心室頻拍が多発していた。心室頻拍が消失した際の心電図Bを示す。

設問 061 ▷ ベーシック Level

心電図Aの所見として**誤っている**のはどれか。

選択肢　① 心房細動　② QT延長　③ 非持続性心室頻拍　④ 陰性T波
　　　　⑤ 心房期外収縮

解答 ▶

B. 心室頻拍が消失した際

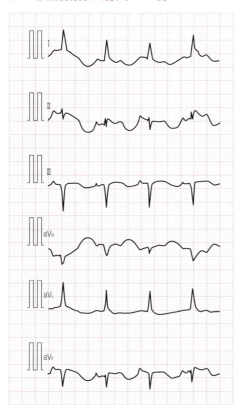
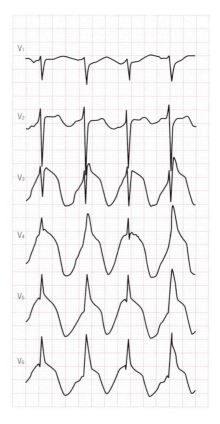

設問062 ▷ チャレンジ Level

心電図Bの所見として**誤っている**のはどれか。

選択肢　① 心室期外収縮　② QT延長　③ 洞調律　④ J波増高
　　　　⑤ T波交互現象（T wave alternans）

解答 ▶

心電図 No.31 解答と解説 （北條林太郎）

心電図の主な所見 ▶ QT 延長と多形性心室頻拍

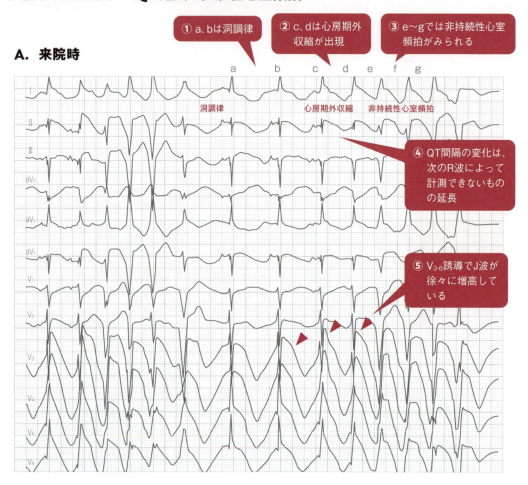

設問061 ▶ 解答 ① 心房細動

　RR 間隔は不整（irregular） ですが、II 誘導で P 波を確認すると、心電図に示した a、b は**洞調律**とわかります ➡①。その後、心房期外収縮（APC、心電図中の c、d）が出現した後に ➡②、非持続性心室頻拍（NSVT）を認めています ➡③。そのほか、左軸偏位、著明な陰性 T 波と QT 延長 ➡④ がみられています。

　本症例は、たこつぼ型心筋症に、低カリウム血症を合併し、著明な QT 延長から、多形性心室頻拍を発症した症例でした。

B. 心室頻拍が消失した際

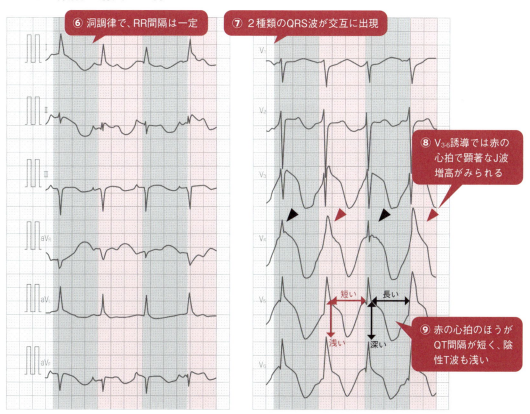

⑥ 洞調律で、RR間隔は一定
⑦ 2種類のQRS波が交互に出現
⑧ V₃₋₆誘導では赤の心拍で顕著なJ波増高がみられる
⑨ 赤の心拍のほうがQT間隔が短く、陰性T波も浅い

設問062 ▶ 解答 ① 心室期外収縮

　P波形から**洞調律**であり**RR間隔も一定**であることから➡⑥、①心室期外収縮（PVC）は否定的と考えられますが、**異なるQRS波形が交互に認められます**➡⑦。本症例では、1拍おきにT波が変化する**T波交互現象（TWA）**という現象をみとめます。さらに特徴的な点として、**J波も交代性に増高し**➡⑧、そのため、異なるQRS波形となっています。

　J波は、**QT間隔がより延長した心拍の次の心拍で増高**しています➡⑨。RR間隔が一定であっても長い活動電位時間を呈することで、次の心拍との電気的な拡張期は短縮します。そのような拡張期の長短が、イオンチャネルの活動に影響を与え、J波の交代脈がみられると推察されています。

TWA

T wave alternans、T波交互現象。致死性心室性不整脈あるいは心臓突然死の予知において活用される指標。T波の形・波高または極性が、1拍ごとに交代する心電図の所見である。心電図上のT波は、再分極過程を反映するため、TWAは再分極異常が生じていることを意味する。本症例のように見た目でわかるものを「visible TWA」、見た目ではわからないものを「microvolt TWA」と区別する。

心電図 A にみられるように、心室期外収縮により RR 間隔の短縮からJ 波がより増高し、最終的に心室頻拍（VT）を起こしています。また、カルシウムチャネルへの影響から心収縮にも影響を与えます。以下に緊急カテーテル時の体血圧と心電図の関係を示します。交互脈を呈しているのがわかるでしょう。

　本症例のような心電図で明瞭に認められるT 波交互現象は、臨床的に遭遇する機会は少ないですが、非常に危険な状態であり、注意が必要です。

▷ **緊急カテーテル時の体血圧と心電図の関係**

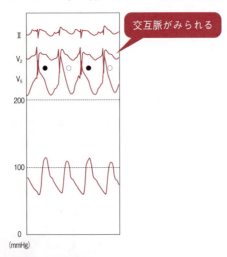

| ベーシック▶チャレンジへ | レベルアップにつながるポイント |

- 派手なT 波に飛び付かずに、1拍1拍のリズムから確認していきましょう。
- 複数の波形がある際に、同じグループはどれか？ に着目すると alternans（交互現象）に気づくきっかけになります。

心電図 No. 32

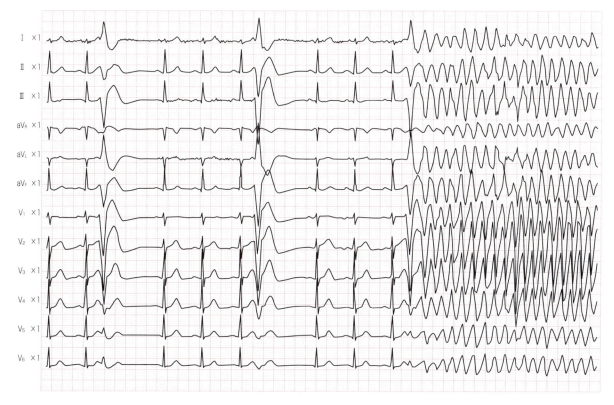

30歳女性。繰り返す失神のため入院した。

設問063 ▷ ベーシック Level

心電図所見として**正しい**のはどれか。
2つ選べ。

選択肢
① Coved型ST上昇
② QT延長
③ 心室期外収縮
④ 早期興奮細動（preexcited AF）
⑤ torsade de pointes

解答 ▶

設問064 ▷ チャレンジ Level

心室期外収縮の起源として**最も疑われる**のはどれか。

選択肢
① 右室流出路
② 右室調節帯（moderator band）近傍
③ ヒス束近傍
④ 僧帽弁輪前壁
⑤ 左室後壁

解答 ▶

心電図 No. 32 解答と解説 （橋本直明）

心電図の主な所見 ▶ 心室期外収縮、torsade de pointes

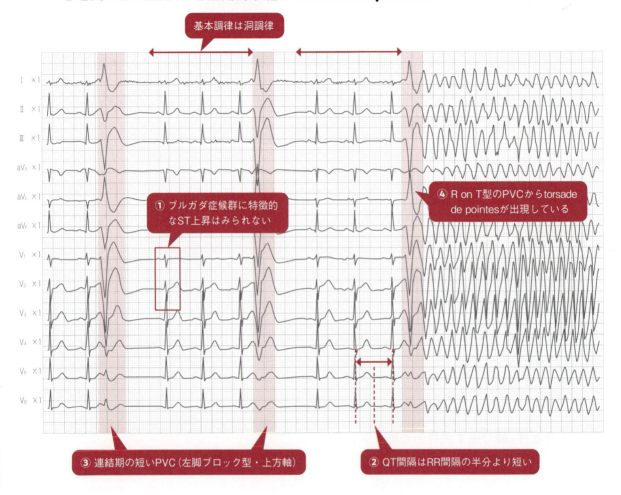

設問063 ▶ 解答 ③ 心室期外収縮、⑤ torsade de pointes

まず**洞調律の波形**をみてみましょう。ブルガダ（Brugada）症候群は、右脚ブロック様波形と右側胸部誘導の特徴的な ST 上昇を呈し、心室細動（VF）を引き起こす症候群ですが、**V_{1-2}（V_3）誘導において①コブド（coved）型 ST 上昇は認めません** ➡① → p.144。また、QT 延長症候群（LQTS）では、R on T 型の心室期外収縮（PVC）から torsade de pointes（TdP）と称される QRS 極性と振幅がねじれるように変化する多形性心室頻拍を認めることがありますが、**QT 間隔の延長もみられません** ➡②。QT 間隔が RR 間隔の半分より長いときに、② QT 延長と判断するとわかりやすいです。

3 拍目、7 拍目に③**心室期外収縮**を認めます ➡③。連結期が 240ms と短く、後半部分では R on T 型の心室期外収縮から ⑤ torsade de

pointes を呈しています ▶④。QT 延長を伴わず、この短い連結期の心室期外収縮によって torsade de pointes が引き起こされる病態は、short-coupled variant of torsade de pointes と呼ばれています。

なお、④早期興奮心房細動（preexcited AF）は、日本では偽性心室頻拍（pseudo VT）とも呼ばれる心房細動を合併した WPW 症候群を指します。この心電図では WPW 症候群を示唆するデルタ波や心房細動はなく、これは否定されます。

> 早期興奮心房細動
> preexcited atrial fibrillation(preexcited AF)。

設問064 ▶ 解答② 右室調節帯（moderator band）近傍

まずは12誘導心電図から、おおまかに**心室期外収縮の起源**を推定しましょう。

胸部誘導をみて、右脚ブロック型なら左室起源、左脚ブロック（LBBB）型なら右室起源となります（選択肢⑤は否定）。

次に、その起源が上方か下方かを判断します。流出路や房室弁輪前壁起源は下方軸（Ⅱ、Ⅲ、aV_F 誘導で陽性）、下壁や房室弁輪後壁、心尖部起源では上方軸（Ⅱ、Ⅲ、aV_F 誘導で陰性）となります（選択肢①、④は否定）。また、心尖部起源では V_{5-6} 誘導でも陰性となります→ p.157。

本症例の心室期外収縮は、**左脚ブロック型、上方軸**であり ▶③、右室の下方に起源があると考えられます（選択肢③は否定）。刺激伝導系のヒス束から分かれた右脚は右室中隔の肉柱のなかを走行し、その後、モデレーターバンドのなかを通り、右室自由壁側へと分布しますが、モデレーターバンド近傍起源では、本症例のように**左脚ブロック型で、Ⅱ、Ⅲ、aV_F 誘導で陰性、Ⅰ誘導、aV_L 誘導は多くの場合に陽性になる**とされます。

短い連結期の心室期外収縮によって torsade de pointes が引き起こされる short-coupled variant of torsade de pointes の症例において、心室筋に分布するプルキンエ組織の関与と、カテーテルアブレーションの有効性が報告されており、本症例では心室期外収縮の起源と考えられた右室モデレーターバンド近傍のプルキンエ組織へのカテーテルアブレーションで torsade de pointes の抑制に成功しました。

> 調節帯
> moderator band、モデレーターバンド。

ベーシック▶チャレンジへ　レベルアップにつながるポイント

- QT 延長を伴わない torsade de pointes があることを知っておきましょう。
- トリガーとなる心室期外収縮の形状から右室乳頭筋近傍と導き出せれば、モデレーターバンドが引き金となる心室細動（若年の突然死リスクとなる）に辿り着くと思います。

143

PAUSED －ちょっと一休み－

ST 上昇とブルガダ症候群

　ブルガダ症候群に特徴的な右側胸部誘導（V_{1-2}）のコブド型 ST 上昇の心電図を示します。近年、繰り返し心室細動を生じる高リスク症例において、右室心外膜側の異常電位部位を標的としたカテーテルアブレーションが心電図異常を正常化させ、心室細動の抑制に有効であると報告されています[1)2)]。

▷ **コブド型 ST 上昇**

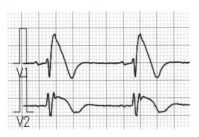

文献

1) Nademanee K, Veerakul G, Chandanamattha P, et al. Prevention of ventricular fibrillation episodes in Brugada syndrome by catheter ablation over the anterior right ventricular outflow tract epicardium. *Circulation* 2011;123:1270-1279.
2) Nademanee K, Chung FP, Sacher F, et al. Long-term outcomes of Brugada substrate ablation: a report from BRAVO (Brugada Ablation of VF Substrate Ongoing Multicenter Registry). *Circulation* 2023;147:1568-1578.

心電図 No. 33

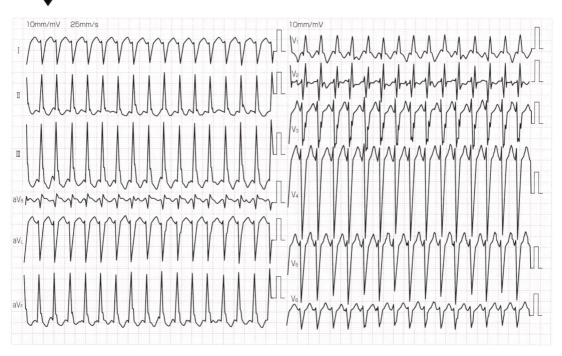

26歳男性、既往歴なし。2年前より、突然始まる動悸発作を繰り返していた。

設問065 ▷ ベーシック Level

この心電図所見として**正しい**のはどれか。

選択肢 ① 房室回帰頻拍　② 房室結節回帰頻拍　③ 心房頻拍　④ 洞頻脈
　　　 ⑤ 心室頻拍

解答 ▶

設問066 ▷ チャレンジ Level

カテーテルアブレーションでの**至適治療部位**はどこか。

選択肢 ① slow pathway 領域　② 左脚後枝　③ 右脚
　　　 ④ 後乳頭筋　⑤ 前乳頭筋

解答 ▶

心電図 No. 33 解答と解説 （渡邉隆大）

心電図の主な所見 ▶ 心室頻拍

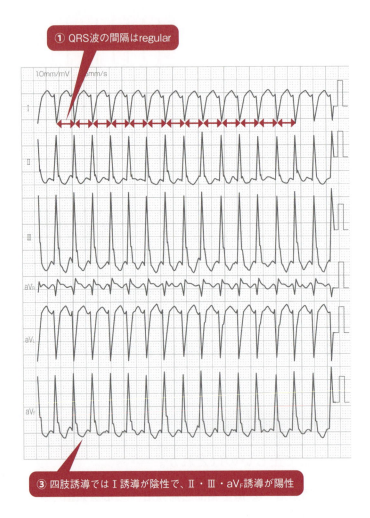

設問065 ▶ 解答 ⑤ 心室頻拍

　本頻拍は、**QRS波の間隔が一定**で ➡①、QRS幅がやや狭いwide QRS頻拍です。このことから、心室頻拍（VT）、心房頻拍＋脚ブロック、正方向性房室回帰頻拍＋脚ブロック、逆方向性房室回帰頻拍（antidoromic AVRT）、房室結節回帰頻拍＋脚ブロックが鑑別に挙げられます。

　これらの鑑別には、P波の存在が重要となります。患者ごと

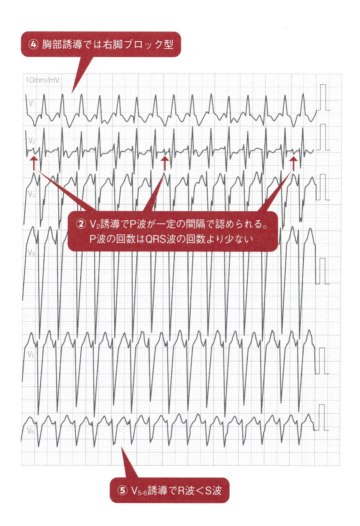

④ 胸部誘導では右脚ブロック型

② V₂誘導でP波が一定の間隔で認められる。P波の回数はQRS波の回数より少ない

⑤ V₅₋₆誘導でR波＜S波

にP波が確認できる誘導は異なります。本症例ではV₂誘導でP波が判断しやすいです。V₂誘導でP波を探してみると、QRS波の合間にP波を見つけることができます。**P波の数はQRS波の数よりも少ない**ことから ➡②、房室解離が生じていると考えられます。そのため、この頻拍は⑤心室頻拍であると診断できます。

房室解離

心室頻拍では、心房は回路に含まれない。そのため、房室結節に逆伝導がなければ、心室頻拍中に心房は洞調律を維持する。その結果、RR間隔＜PP間隔となある。これは、発作性上室性頻拍では発生しないため、房室解離が認められれば、心室頻拍と診断することができる。

設問066 ▶ 解答 ⑤ 前乳頭筋

　器質的心疾患に伴う心室頻拍は、さまざまな QRS 波形を呈します。一方、器質的心疾患を伴わない特発性心室頻拍では、特徴的な QRS 波形がみられます。そのなかでも、左室起源特発性心室頻拍（ILVT）は、背景疾患や既往症のない比較的若年の患者に発症する特発性 VT です。ILVT は、頻拍の回路の一部に異常プルキンエ線維を含むマクロリエントリー頻拍と考えられています。一般的に、VT にはベラパミル塩酸塩が無効ですが、ILVT はベラパミル塩酸塩で頻拍が停止する特徴があるため、ベラパミル感受性心室頻拍とも呼ばれます。

　従来、ILVT は以下の3つに分類されてきました。

- **左脚後枝領域型**：右脚ブロック＋左軸偏位
- **左脚前枝領域型**：右脚ブロック＋右軸偏位
- **上部中隔型**：QRS 波が幅狭く、正常軸または軽度右軸偏位

　頻度としては、左脚後枝領域型が80% と最も多く、左脚前枝領域型は15%、上部中隔型は5% とまれです。近年、左脚後枝領域型と左脚前枝領域型は、それぞれ中隔型と乳頭筋型のサブグループに分類されるようになりました。

　左脚後枝領域中隔型は左軸偏位を示しますが、後乳頭筋型では北西軸または水平軸を呈します。

　左脚前枝領域中隔型は $V_5 \sim V_6$ 誘導で R 波＞ S 波となりますが、前乳頭筋型では R 波＜ S 波となります。

　この頻拍の QRS 波の特徴は、**四肢誘導では I 誘導が陰性、II・III・aV_F 誘導が陽性で右軸偏位** ➡③、**胸部誘導では右脚ブロック**です ➡④。右脚ブロック＋右軸偏位で左脚前枝領域型であることがわかります。さらに、**V_{5-6} 誘導の S 波が深い**ことから ➡⑤、本症例は前乳頭筋領域を起源とした ILVT であると考えられます。

▷ 左室起源特発性心室頻拍（ILVT）の分類

分類		QRS波形の特徴	頻度
左脚後枝領域型	左脚後枝中隔型（①）	右脚ブロック＋左軸偏位	80%
	後乳頭筋型（②）	右脚ブロック＋北西軸または水平軸	
左脚前枝領域型	左脚前枝中隔型（③）	右脚ブロック＋右軸偏位 V_{5-6}誘導でR波＞S波	15%
	前乳頭筋型（④）	右脚ブロック＋右軸偏位 V_{5-6}誘導でR波＜S波	
上部中隔型（⑤）		QRS波が幅狭く、正常軸または軽度右軸偏位	5%

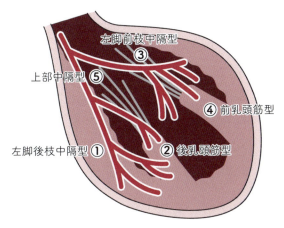

Komatsu Y, Nogami A, Kurosaki K, et al. Fascicular Ventricular Tachycardia Originating From Papillary Muscles: Purkinje Network Involvement in the Reentrant Circuit. *Circ Arrhythm Electrophysiol* 2017;10(3):e004549.

ベーシック▶チャレンジへ　レベルアップにつながるポイント

- "Narrow QRSだから心室頻拍ではない"という先入観を捨てましょう（逆も然り）。
- 特別な不整脈は、鑑別のためのポイント（QRS幅、R/S比）をおさえます。

心電図 No. 34

A. 頻拍時

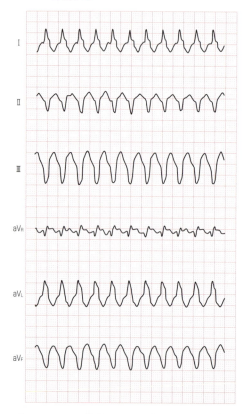
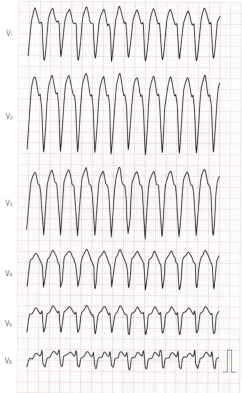

70歳男性。以前より心電図変化を指摘されており、数年前に他院で冠動脈造影を施行されたが有意狭窄はなし。以降、通院を自己中断し、精査されていない。Wide QRS regular頻拍にて救急搬送され、来院時のバイタルサインではショック徴候がみられた。

設問067 ▷ ベーシック Level

不整脈の起源として**正しい**のはどれか。

選択肢　① 右室流出路　② 左室流出路　③ LV summit　④ 右室下壁　⑤ 左室乳頭筋

解答 ▶

B. 洞調律時

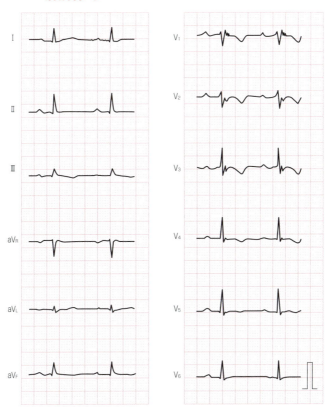

設問068 ▷ チャレンジ Level

心電図から**最も疑われる**疾患はどれか。

選択肢 ① 急性心筋梗塞 ② 肥大型心筋症 ③ 不整脈原性右室心筋症
④ ベラパミル感受性心室頻拍 ⑤ たこつぼ型心筋症

解答 ▶

心電図 No.34 解答と解説 （西村卓郎）

心電図の主な所見 ▶ 心室頻拍

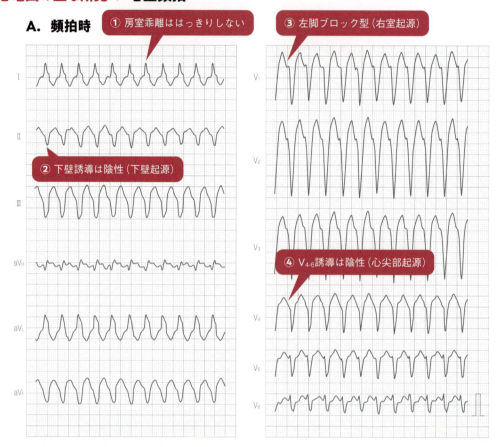

設問067 ▶ 解答 ④ 右室下壁

　Wide QRS regular 頻拍を認めた際には、まず心室頻拍（VT）か、もしくは上室性不整脈に変行伝導を伴っているのか、鑑別する必要があります。心房波（P波）と心室波（QRS）が乖離している場合、心室頻拍と診断できますが、本症例では**その所見は明らかではありません** ➡①。頻拍時の12誘導心電図波形から両者を鑑別する方法を検討した研究は昔から多くありますが、すべてを覚えるのは大変です。本症例では、**頻拍時に大きな軸偏位を伴っており、典型的な脚ブロックの波形ではありません。その場合、心室頻拍の可能性が高い**です。

　また、設問068に関連しますが、頻拍時の波形からではなく、**洞調律中の心電図から基礎心疾患の有無を推測する**ことも大きな手がかりです。不整脈の起源は、**Ⅱ、Ⅲ、aV_F 誘導が下向き** ➡② であることから下壁起源、**左脚ブロック（LBBB）型** ➡③ であることから右室起源、**V_{4-6} 誘導が下向き** ➡④ であることから心尖部起源と考えられるので、選択肢は④右室下壁が正解です。

No.34

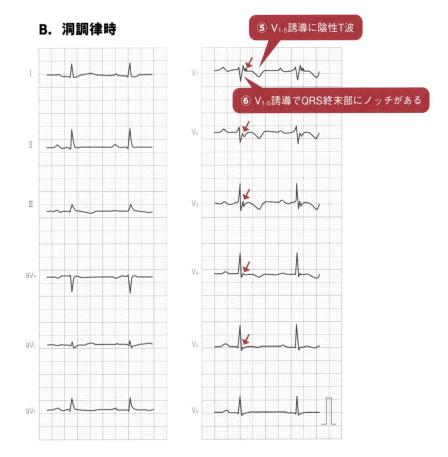

B. 洞調律時

⑤ V₁₋₅誘導に陰性T波
⑥ V₁₋₅誘導でQRS終末部にノッチがある

設問068 ▶ 解答 ③ 不整脈原性右室心筋症

　本症例は、**洞調律中に陰性T波が胸部V₁₋₅誘導に見られています→⑤**。陰性T波の鑑別は多くありますが、他に手がかりとなる心電図所見はないでしょうか。注意深く観察すると、**V₁₋₅誘導のQRS終末部にノッチがみられています→⑥**。これは**イプシロン波**と呼ばれ、**不整脈原性右室心筋症（ARVC）に典型的な所見**です。じつは「V₁〜V₃誘導あるいは、それを超えた誘導での陰性T波」と「V₁〜V₃誘導でのイプシロン波」は不整脈原性右室心筋症の診断基準の大項目とされており、これら2つの所見で確定診断の基準を満たします。

　設問067に関連しますが、左脚ブロック型、上方軸の心室頻拍も診断基準の大項目に含まれている典型的な所見です。本症例は心室頻拍をきっかけに不整脈原性右室心筋症と診断され、カテーテルアブレーション、植込み型除細動器（ICD）の治療を行いました。

イプシロン波
V₁₋₅誘導のQRS終末部にみられる小さな尖った波形（ノッチ）。

ARVC
arrhythmogenic right ventricular cardiomyopathy、不整脈原性右室心筋症（次ページのPAUSEDも参照）。

ICD
implantable cardioverter defibrillator、植込み型除細動器。

> **ベーシック ▶ チャレンジへ** レベルアップにつながるポイント
> - Wide QRS 波形において、QRS 波形の始まりを認識して、右脚ブロック型か左脚ブロック型か？ 軸はどうか？ などを考えるのは、心室期外収縮の起源推定と同じステップです。
> - 心室頻拍を起こす基礎心疾患の一部には、洞調律時にヒントが隠されているものもあり、術前の準備として重要です。

⏸ PAUSED －ちょっと一休み－ ▶

不整脈原性右室心筋症とは

　不整脈原性右室心筋症（ARVC）は、右室の脂肪変性と線維化により、心室性不整脈を引き起こし、若年者（一般的には10〜50代）の突然死の原因になる疾患です。1,000〜5,000人に1人の有病率で、男性に多いとされています。

　その原因は不明ですが、原因遺伝子がいくつか特定されており、遺伝性心筋疾患の1つとして分類されます。変性は左室にも及ぶことがあり、進行すると左心不全をきたすこともあります。心室頻拍（VT）に対するカテーテルアブレーションによる治療は他の非虚血性心疾患と比較すると成績がよいですが、リスクに応じてICDの植え込みが必要な患者もいます。

▷ **本症例（心電図 No.34）の心臓 MRI**

・著明に拡大した右室を認め、右室収縮力は低下していた。一部心筋が菲薄化し（▼部）、心室瘤を形成していた。

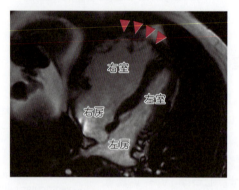

心電図 No. 35

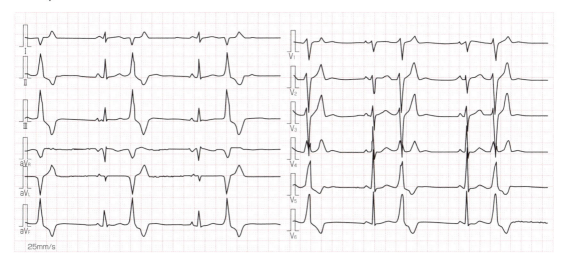

55歳の男性。動悸を主訴に来院した。

設問069 ▷ ベーシック Level

この心電図の所見として**正しい**のはどれか。

選択肢　① 洞調律＋心房期外収縮（変行伝導）　② 洞調律＋心室期外収縮
　　　　③ 間欠性WPW症候群　④ 交代性脚ブロック　⑤ 心房細動

解答 ▶

設問070 ▷ チャレンジ Level

不整脈の起源として**正しい**のはどれか。

選択肢　① 右室流出路自由壁―後壁寄り（posterior attachment）
　　　　② 右室流出路中隔―前壁寄り（anterior attachment）
　　　　③ 右室流出路弁上（肺動脈）　④ 左室流出路大動脈弁上（左冠尖）
　　　　⑤ 僧帽弁輪

解答 ▶

心電図 No. 35 解答と解説 （小竹康仁）

心電図の主な所見 ▶ 洞調律 ＋ 心室期外収縮（PVC）

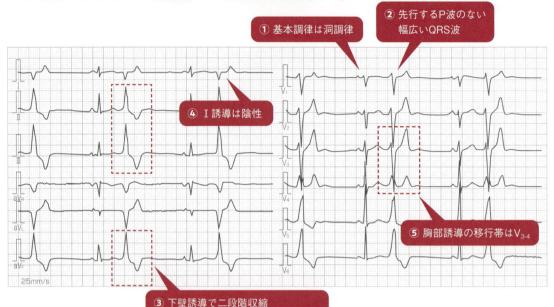

設問069 ▶ 解答② 洞調律＋心室期外収縮

　基本調律は洞調律 →① を呈していますが、ところどころに**幅広いQRS（wide QRS）**波が散見されます（この段階で、⑤心房細動（AF）は否定）。この幅広いQRS波には、**先行する心房波（P波）が確認できません** →②。すなわち、心房興奮が刺激伝導系を介して心室に伝わっているのではなく、心室そのものから出現した異常興奮（心室期外収縮）と診断できます。

　先行するP波がないことから、①洞調律＋心房期外収縮（APC）の変行伝導、③間欠性ＷＰＷ症候群、④交代性脚ブロックの選択肢は否定されます。したがって、正解は②洞調律＋心室期外収縮になります。

設問070 ▶ 解答② 右室流出路中隔―前壁寄り（anterior attachment）

　心室期外収縮の起源については、3次元座標軸（x、y、z軸）から考えるとわかりやすいです[1]。
1．上下方向：Ⅱ、Ⅲ、aV_F 誘導
　R波形（下方軸）を呈しているため、起源が心室の上部（流出路）にあると考えられます。
2．前後方向：V_{1-2} 誘導
　QS（rS型）波形（左脚ブロックパターン）を呈しているため、心室の

興奮がV₁₋₂誘導から遠ざかる（後方へ向かう）ことがわかります。このことから、心臓の前方に起源があることがわかり、右室起源であることが推定されます。

3．心基部－心尖部方向：V₅₋₆誘導

<u>R波形を呈している</u>ため、心室の興奮がV₅₋₆誘導へ近づく（心尖部方向へ向かう）ことがわかります。このことから心基部に起源があることがわかります。

これら3点を満たす場所は、右室流出路起源であることが推定されます。

さらにもう少し右室流出路起源の期外収縮を詳しく見てみると、下壁誘導（Ⅱ、Ⅲ、aV_F）では明らかな二段階収縮（二相性のノッチ）は確認されません➡③。このことから、この期外収縮の起源は中隔起源と推定されます[2)]。

▷ 心室期外収縮の起源を捉えるための3次元座標軸

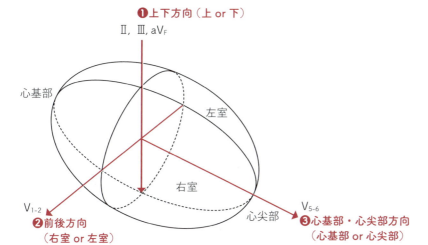

波形	❶上下方向 Ⅱ、Ⅲ、aV_F誘導	❷前後方向 V₁₋₂誘導	❸心基部-心尖部方向 V₅₋₆誘導
⋀	上方（流出路）起源	左室起源 （右脚ブロック型）	心基部起源
⋀⋁	中間起源	心室中隔起源	中間起源
⋁	下壁起源	右室起源 （左脚ブロック型）	心尖部起源

永嶋孝一：12誘導心電図とPVC起源推定の基本ルール．EP大学監修，小竹康仁，永嶋孝一編著，そのPVCはどこから？ 12誘導心電図からのアプローチ，中外医学社，東京，2022：3-5. をもとに作成

またⅠ誘導の初期成分から、右室流出路の前壁寄りか後壁よりかを推定することが可能であり、本症例では陰性（Initial Q）を示している ➡④ ため、前壁寄りに起源があると考えられます[1]。ちなみに肺動脈起源の場合は、下壁誘導で著しく高いR波を認めます。左室起源の場合はV₁誘導で右脚ブロックパターン、あるいは胸部誘導の移行帯がV₁₋₃誘導に来ることが多いです。本症例では胸部誘導の移行帯はV₃₋₄誘導 ➡⑤ にあり、右室起源を示唆する所見となります。

▷ 右室流出路を肺動脈弁下の高さで水平断したイメージ

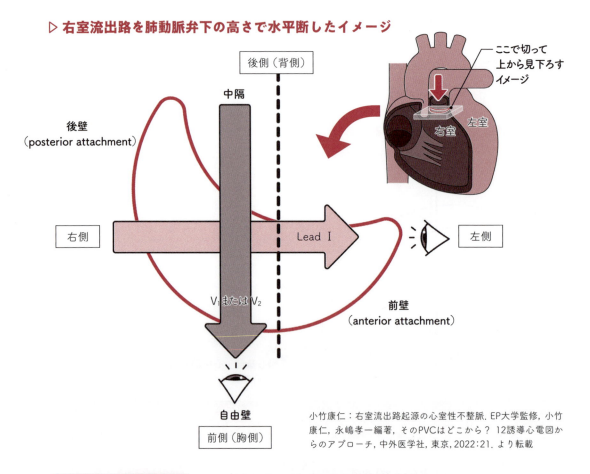

小竹康仁：右室流出路起源の心室性不整脈. EP大学監修, 小竹康仁, 永嶋孝一編著, そのPVCはどこから？12誘導心電図からのアプローチ, 中外医学社, 東京, 2022：21. より転載

ベーシック▶チャレンジへ　レベルアップにつながるポイント

- Wide QRS波形を見たら、先行するP波がないかを確認する癖をつけておきましょう。
- PVCの起源として3方向の座標軸を意識して、おおまかな起源推定ができるようになることが、上級者へのステップになります。

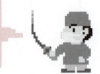

文献
1) EP大学監修, 小竹康仁, 永嶋孝一編著：そのPVCはどこから？12誘導心電図からのアプローチ. 中外医学社, 東京, 2022.
2) Tada H, Ito S, Naito S, et al. Prevalence and electrocardiographic characteristics of idiopathic ventricular arrhythmia originating in the free wall of the right ventricular outflow tract. *Circ J* 2004;68:909-914.

心電図 No. 36

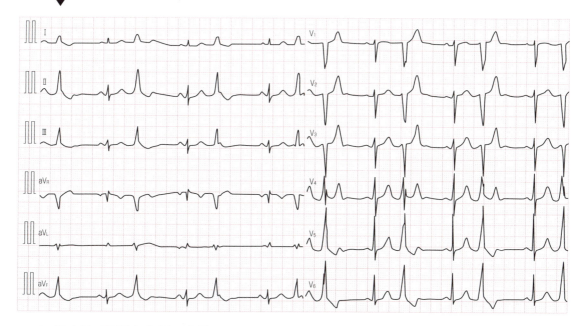

65歳女性。動悸を主訴に来院した。

設問071 ▷ ベーシック Level

心電図所見として、**正しい**のはどれか。

選択肢
① 洞調律＋心房期外収縮　② 洞調律＋変行伝導　③ 左脚ブロック
④ 洞調律＋心室期外収縮　⑤ 洞調律＋心房期外収縮＋変行伝導

解答 ▶

設問072 ▷ チャレンジ Level

次のうち、**誤っている**のはどれか。

選択肢
① ヒス束近傍起源の期外収縮を認める
② 起源から近い冠尖は右冠尖である　③ 室房伝導を認める
④ アブレーション時には右房からのアプローチが有効な場合がある
⑤ Lown分類のGrade 3 である

解答 ▶

心電図 No. 36 解答と解説 （小貫孔明）

心電図の主な所見 ▶ 心室性2段脈

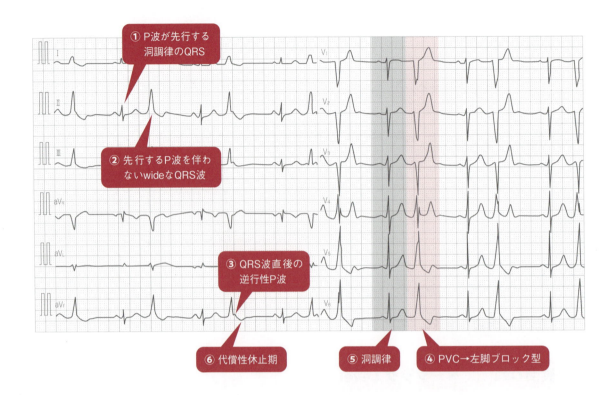

設問 071 ▶ 解答④ 洞調律 + 心室期外収縮

　まず、基本の調律がどれかを確認します。安定したP波を探してみると、narrow QRS 頻拍の前に一定の連結期で同じ形のP波を確認できます。**Ⅰ誘導とⅡ誘導で陽性（+）、aV_R 誘導で陰性（-）成分のP波**なので、これが洞調律の心房波と確定できます ➡①。次に wide QRS の前を確認すると、直前のT波と重なり、わかりにくいですが、**一定したP波は確認できません** ➡②。逆に **QRS 直後に逆行性P波を疑う成分も見られており** ➡③、このQRSが心室期外収縮（PVC）であるとわかります（選択肢①、②は否定）。

　③左脚ブロック（LBBB）の定義としては、1.QRS 幅が0.12秒以上（120ms 以上）、2.V_6 誘導でQ波が欠如すること、3.V_{1-3} 誘導での深いS波でrS型またはQS型となること、4.Ⅰ、aV_L、V_6 誘導で2次性ST-T 変化をきたすこと、などが挙げられます。本症例は narrow QRS の成分が洞調律時の QRS であり、心室期外収縮は左脚ブロックタイプなので右室側の起源が疑われます。

以上から、④洞調律＋心室期外収縮による心室性２段脈と判断されます（選択肢⑤は否定）。

設問072 ▶ 解答 ⑤ Lown 分類の Grade3 である

心室期外収縮の QRS 波形を確認すると、**左脚ブロック型、下方軸で比較的 narrow な QRS 幅（120ms 程度）**➡④⑤であり、**Ⅱ誘導とⅢ誘導ではⅡ誘導の R 波高が大きい**です。これらから、①ヒス束近傍起源の心室期外収縮が疑われます。

Ⅰ誘導を見ると単形性 R 波であるため、右室流出路低位や②右冠尖に近い起源と推定されます。また、**心室期外収縮の QRS 波直後に③室房伝導による逆行性 P 波が出現しており**➡③、**その直後の洞調律 P 波は消失している**ため、代償性休止期を伴っているものと思われます➡⑥。

Lown 分類とは、心室期外収縮の危険度を表す指標であり、詳細は成書に譲りますが、Grade 2 が散発性（１個／分または30個／時間以上）、Grade 3 が多形性（複数起源）となっています。この心電図からは Grade 3 とは言い切れないため、解答は⑤となります。

本症例は左室後上部（PSP-LV）起源が疑われ、右房側で体表面 QRS 波に 20ms 先行する電位が記録できました➡④。PSP-LV は大動脈弁無冠尖（NCC）後面、冠静脈洞近位部（CSos）上部、三尖弁中央を結んだ面に存在します。

PSP-LV
posterior-superior process of the left ventricular、左室後上部。

▷ Lown 分類

・Grade の数字が大きくなるほど危険度が上がる。

Grade	特徴
0	心室期外収縮なし
1	散発性（１個/分または30個/時以内）
2	散発性（１個/分または30個/時以上）
3	多形性（期外収縮波形の種類が複数あるもの）
4 a	２連発
4 b	３連発
5	R on T（連結期が短いもの）

▷ PSP-LV の解剖イメージ

・大動脈弁無冠尖（NCC）後面、冠静脈洞近位部（CSos）上部、三尖弁中央を結んだ面にある。

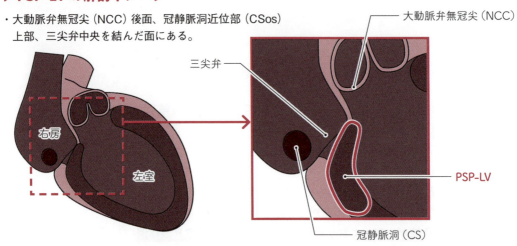

Santangeli P, Hutchinson MD, Supple GE, et al. Right Atrial Approach for Ablation of Ventricular Arrhythmias Arising From the Left Posterior-Superior Process of the Left Ventricle. *Circ AE* 2016; 7(9): e004048.（2025. 1. 10 アクセス）

ベーシック▶チャレンジへ　レベルアップにつながるポイント

- 心室期外収縮であるという根拠を1つ1つ確認しましょう。
- ヒス束近傍の解剖がわかるとどの部位からのアブレーション治療が可能となるかのヒントになります。

⏸ PAUSED －ちょっと一休み－ ▶

PSP-LV 起源の心室期外収縮

　房室結節を中心に右房・左房・右室・左室は同一平面上に表現できるものではなく、微妙にその高さや位置が異なります→ p.7。具体的には、右房・右室の境界は左房・左室の境界よりも上前方に存在し、右房の中隔側・下方に左室の後上方が存在します。ここがPSP-LV です。

　PSP-LV 起源の心室期外収縮の特徴としては、以下の2点が挙げられており、ヒス束近傍起源の心室期外収縮と特徴が似ています。

- Ⅰ誘導の単形性R波
- R波高がⅡ誘導＞Ⅲ誘導

　解剖学的にヒス束領域の後方は大動脈が接しており、大動脈右冠尖、時に無冠尖起源の波形が類似することがあります。このように心室期外収縮の起源を推定する際には、隣接した構造物を常に意識することが重要です。

文献

1) Santangeli P, Hutchinson MD, Supple GE, et al. Right Atrial Approach for Ablation of Ventricular Arrhythmias Arising From the Left Posterior-Superior Process of the Left Ventricle. *Circ AE* 2016; 7(9): e004048.（2025. 1. 10 アクセス）

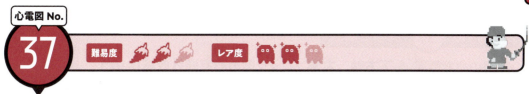

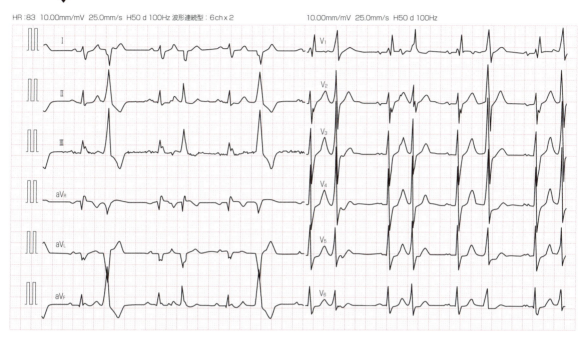

78歳男性。虚血性心疾患を認める。今回、動悸のため入院した。

設問 073 ▷ ベーシック Level

認めない心電図所見はどれか。

選択肢　① 完全右脚ブロック　② WPW症候群　③ 心房期外収縮　④ 心室期外収縮
　　　　⑤ 融合収縮（fusion beat）

解答 ▶

設問 074 ▷ チャレンジ Level

心室期外収縮の起源として、**最も疑わしい**場所はどれか。

選択肢　① 右室流出路　② 左室前乳頭筋　③ ヒス束近傍
　　　　④ 左室最頂部（LV summit）　⑤ 左室クラックス（LV crux）

解答 ▶

心電図 No. 37 解答と解説　（林　達哉）

心電図の主な所見 ▶ 下方軸、右脚ブロック型の心室期外収縮（PVC）

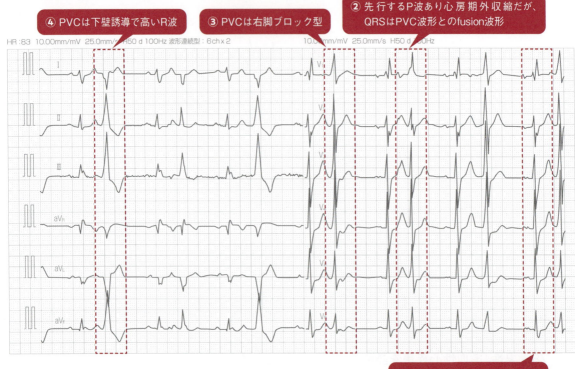

設問073 ▶ 解答② WPW症候群

　本症例では、**洞調律波形が①完全右脚ブロック（CRBBB）**を示しており ➡①、また、④心室期外収縮（PVC）の頻発も認めています。4（20）拍目の波形は、洞調律と心室期外収縮との"中間波形"を示しており、洞調律と心室期外収縮の⑤融合収縮（fusion beat）波形 ➡② であると考えられます。

　ただし、このfusion beatはよく見ると先行するP波があり、珍しいことに③心房期外収縮（APC）と④心室期外収縮とでfusion beatが起きていることがわかります。このため、変行伝導による波形変化が起きている可能性も否定はできませんが、変行伝導のみでは説明しづらい波形変化であり、fusion beatの存在がより強く疑われます。

　②WPW症候群もwide QRSとなりますが、**必ずPQ間隔の短縮（早期興奮）を伴います**。本症例では、その所見は認めておりません。

設問074 ▶ 解答④ 左室最頂部（LV summit）

　心室期外収縮は下方軸であり、この時点で左室底部である⑤左室クラックス（LV crux）起源は否定的となります。

　またV₁誘導で右脚ブロック型 ➡③ であることから、①右室流出路

起源も否定的となります。

　③ヒス束近傍起源はより narrow で、Ⅰ誘導で R 波が大きく、かつ aV_L 誘導の Q 波が小さく、陽性を示すこともしばしばある点で否定的です。

　②左室前乳頭筋起源は aV_R 誘導が qR 型を示す場合が多く、また V_6 誘導の S 波が大きいことが多くなるため否定的であり、結果として④ LV summit 起源を疑います。

　本症例では <u>aV_L 誘導の QS 波が aV_R 誘導の QS 波より深く、Ⅰ誘導で QS 型を示し、Ⅲ誘導の R 波＞Ⅱ誘導の R 波</u> ➡ ④ となる点で、左室最頂部（LV summit）起源と合致しています。fusion beat 波形で心室期外収縮の局在診断をしないようにしましょう。

　なお心室期外収縮ですが、わずかな連結期（coupling interval）の違いで V_6 誘導に S 波が出現するときとしないときがあり、出口部（exit）を少し変えて出現しているように思われます。

LV summit
left ventricular summit. 左室心外膜側の最頂部で、左冠動脈前下行枝と回旋枝に囲まれた扇形の領域。特発性心室不整脈の好発部位。

LV crux
left ventricular crux、左室クラックス。心臓下面で房室間溝と後室間溝の十字交差部を起源とする領域。

▷ LV summit と LV crux の解剖

- これら2つの領域は心室性不整脈の起源となるが、両者とも心外膜側起源となるため、しばしば治療に難渋することがある。このため、心室性不整脈のアブレーション時は、術前から起源を同定しておくことが非常に重要となる。

LV summit（左室頂部）

- 文字どおり、<u>左室の最上部</u>に位置する部位を指す。
- 具体的には、左冠動脈の2枝（左前下行枝と左回旋枝）に囲まれた部分のうち、左前下行枝の第一中隔枝部分を底辺とする扇形の部分で、かつ、この扇形の表層部分（心外膜側）と定義されている。

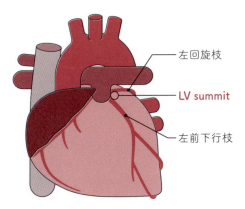

LV crux（心臓の十字部）

- 心室後中隔領域に位置し、右房、左房、右室、左室の仕切り周辺の心室側とされている。

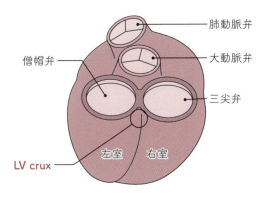

Enriquez A, Baranchuk A, Briceno D, et al. How to use the 12-lead ECG to predict the site of origin of idiopathic ventricular arrhythmias. *Heart Rhythm* 2019；16(10)：1538-1544.

ベーシック▶チャレンジへ　レベルアップにつながるポイント

- 複数種類の QRS 波形を見た際に、fusion beat 波形の可能性を考えましょう。
- 純粋な心室期外収縮の波形を認識するために、長めの心電図で再現性をもった QRS 波形であることを確認しましょう。

⏸ PAUSED −ちょっと一休み− ▶

日本の研究が貢献している心室期外収縮の起源予測

　LV summit 起源 PVC/VT を系統立ててはじめて報告したのは、日本人の山田功（たくみ）先生（現 ミネソタ大学）です。また、12 誘導心電図を用いた流出路起源 PVC の起源同定においては、日本人が多く研究を行い、論文として功績が残っている分野でもあります。PVC の起源予測は、治療の準備や成功率に直結するため重要であり、かつ奥深く、興味深い領域です。一方で、近年は AI を用いた PVC の起源診断も発表されており、今後さらなる起源予測の進化が期待されます。

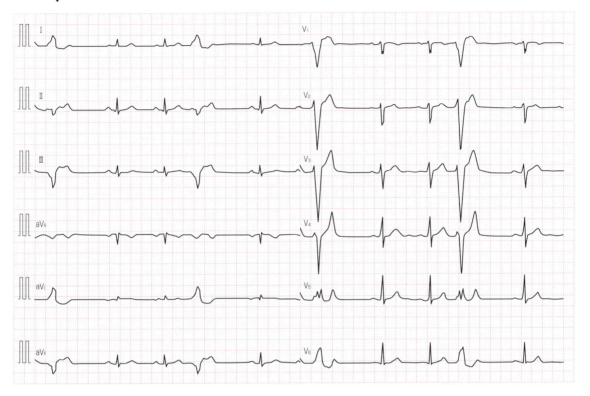

47歳男性。動悸を主訴に来院した。

設問075 ▷ ベーシック Level

洞調律以外の心電図所見として**正しい**のはどれか。

選択肢　① 左軸偏位　② 異常Q波　③ 心房期外収縮　④ 完全左脚ブロック
　　　　⑤ 心室期外収縮

解答 ▶

設問076 ▷ チャレンジ Level

心室期外収縮の起源として**疑わしい**のはどれか。**2つ**選べ。

選択肢　① 三尖弁輪　② 左室後乳頭筋　③ LV crux
　　　　④ 右室調節帯（moderator band）　⑤ ヒス束近傍

解答 ▶

心電図 No. 38 解答と解説 （白井康大）

心電図の主な所見 ▶ 心室期外収縮

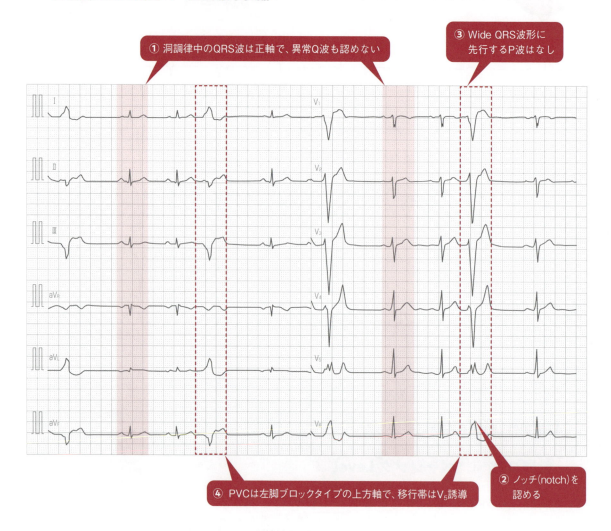

① 洞調律中のQRS波は正軸で、異常Q波も認めない
② ノッチ(notch)を認める
③ Wide QRS波形に先行するP波はなし
④ PVCは左脚ブロックタイプの上方軸で、移行帯はV₅誘導

設問O75 ▶ 解答 ⑤ 心室期外収縮

　本症例では洞調律時のQRS波形について、特に**①左軸偏位や、②異常Q波などは認めません** ➡①。Wide QRS時の波形に関しては、V₁誘導でrS型となっており、左脚ブロック（LBBB）型の波形になっています。Ⅰ、aV_L、V₅、V₆誘導は陽性で、ノッチ(notch) ➡② を伴っており、通常の左脚ブロックに類似した波形となっています。しかしながら、**先行するP波はなく** ➡③、③心房期外収縮（APC）＋変行伝導（④）ではなく⑤心室期外収縮（PVC）と考えられます。

ノッチ
notch、小さな尖った波形。

設問076 ▶ 解答 ① 三尖弁輪、④ 右室調節帯（moderator band）

　心室期外収縮の波形は、**左脚ブロック型の上方軸であり、移行帯はV₅誘導** ➡ ④ となっています。左室乳頭筋起源の心室期外収縮に関しては、前乳頭筋・後乳頭筋ともに右脚ブロック型（RBBB）となるため、②左室後乳頭筋は否定的です。

　左室後中隔領域の心外膜側を意味する LV crux → p.165 を起源とする心室期外収縮の特徴としては、Ⅱ誘導において QS 波を呈し、心外膜側起源ということを反映して maximal deflection index（MDI）が 0.55 以上となります。V₁誘導に関しては、右脚ブロック型と左脚ブロック型の両方がありますが、V₂誘導において R > S となるのが特徴であるため、③ LV crux も否定的です。

　⑤ヒス束近傍の心室期外収縮に関しても、通常、左脚ブロック型となりますが、V₁誘導にて QS 波が多いことや、Ⅱ誘導は下方軸となり、かつⅢ誘導より R 波が高いか、inferior discordance（Ⅱ誘導で陽性・Ⅲ誘導で陰性）が見られること、比較的 QRS 幅が narrow となることなどが特徴であり、本心室期外収縮とは異なるため、⑤ヒス束近傍も否定的です。

　①三尖弁輪、④右室調節帯（moderator band）および、右室乳頭筋を起源とする心室期外収縮に関しては、いずれも左脚ブロック型の上方軸を呈し得るものであり、通常胸部誘導の移行帯は V₄誘導より遅くなります。三尖弁輪起源（RV basal）と、右室調節帯や右室乳頭筋起源（RV mid portion）の両者に関して12誘導心電図のみで鑑別することは困難であり、アブレーション中のマッピングによる評価が必要です。

　本症例は、三尖弁輪の後側壁（8時方向）における通電により心室期外収縮は消失しており、三尖弁輪起源と考えられました。

> **MDI**
> maximal deflection index、PVCの波形で、(胸部誘導におけるQRS起始から最大振幅までの最短値)/(QRS幅)で求められる数値。

> **inferior discordance**
> 下壁誘導において、QRSの極性が一致しないこと。

ベーシック ▶ チャレンジへ　レベルアップにつながるポイント

- 心室期外収縮起源の推定として、まずは大まかな方向（左室か右室か、流出路かそれ以外か）がわかれば十分です。
- 心室期外収縮の起源によっては基礎心疾患を疑う糸口になることがあり、右室下壁では不整脈原性右室心筋症（ARVC）→ p.154、心室中隔では心サルコイドーシスを鑑別に挙げます。

心電図 No. 39

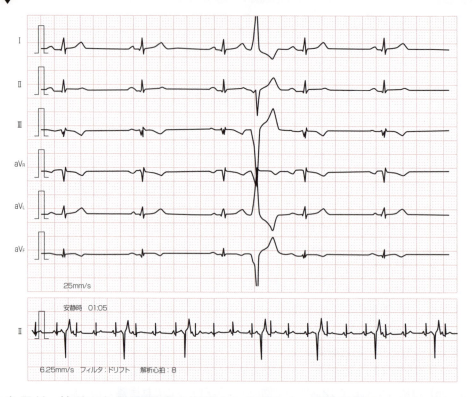

34歳男性。検診で心電図異常を指摘され来院した。手術歴はないがエプスタイン（Ebstein）奇形を指摘されている。

設問 077 ▷ ベーシック Level

心電図所見として、**正しい**のはどれか。

選択肢　① 心房期外収縮　② 心室期外収縮　③ 右室肥大　④ 左室肥大
　　　　⑤ 完全左脚ブロック

解答 ▶

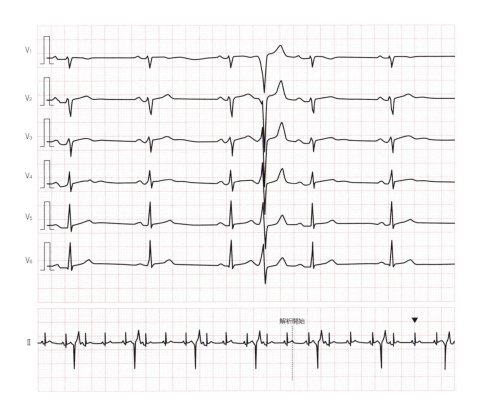

設問078 ▷ チャレンジ Level

この不整脈のアブレーションを行う際に、**不整脈起源として可能性が高い部位**はどれか。

選択肢　① 右室流出路中隔側　② 右室流出路自由壁側　③ 左室流出路
　　　　④ 右室流入路後中隔　⑤ 右室流入路前壁自由壁側

解答 ▶

心電図 No.39 解答と解説 （水野陽介、山下賢之介）

心電図の主な所見 ▶ 洞調律、正常QRS波、上方軸の心室期外収縮

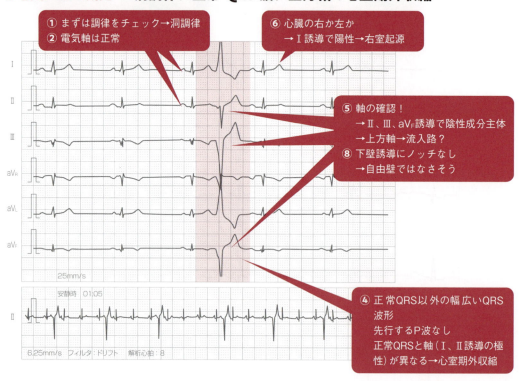

① まずは調律をチェック→洞調律
② 電気軸は正常
⑥ 心臓の右か左か
　→Ⅰ誘導で陽性→右室起源
⑤ 軸の確認！
　→Ⅱ、Ⅲ、aVF誘導で陰性成分主体
　→上方軸→流入路？
⑧ 下壁誘導にノッチなし
　→自由壁ではなさそう
④ 正常QRS以外の幅広いQRS波形
　先行するP波なし
　正常QRSと軸（Ⅰ、Ⅱ誘導の極性）が異なる→心室期外収縮

設問077 ▶ 解答 ② 心室期外収縮

まずは判読の基本です。P波、QRS波、PQ間隔などを確認しましょう。**Ⅱ、Ⅲ、aVF、V₁誘導では陽性P波**で正常洞調律➡①、**QRSと1：1対応でPQ間隔は4mm（0.16秒）と正常**です➡②。**QRS波はnarrow QRS**で軸偏位なし、**V₁誘導にrSRやQSはなく、V₆誘導にS波もある**ため➡③、⑤完全左脚ブロックはありません。

エプスタイン（Ebstein）奇形は、三尖弁の右室側への偏位による右房の拡大が病態の主体であるため、③右室肥大を疑う人もいたかもしれません。しかし、この12誘導心電図では**V₁誘導の高いR波もなく**、右軸偏位もないため➡③、右室肥大はありません。また**V₁誘導の大きいS波や、V₅₋₆誘導の高いR波もなく**➡③、④左室肥大も否定されます。

次に、正常QRS波以外の波形を探しましょう。下方の長時間記録では、**正常QRS波：幅広QRS波が3：1で記録されています**➡④。拡大波形で、**4拍目で正常QRS波より早いタイミングで先行するP波がなくwide QRS**が記録されています➡④。正常洞調律と電気軸も異なり、②心室期外収縮（PVC）の診断となります。

ちなみに、先行する心房波は確認されず、①心房期外収縮（APC）＋変行伝導は否定されます。

エプスタイン奇形
Ebstein's anomaly。先天性心疾患の1つで、三尖弁の弁輪が本来よりも右室側に大きく落ち込み、解剖学的右室の一部が右房化する右房化右室と三尖弁逆流を生じる。症例により病型はさまざま。手術歴のないエプスタイン奇形の心室性不整脈は右房化右室起源が多いと報告されている[1]。

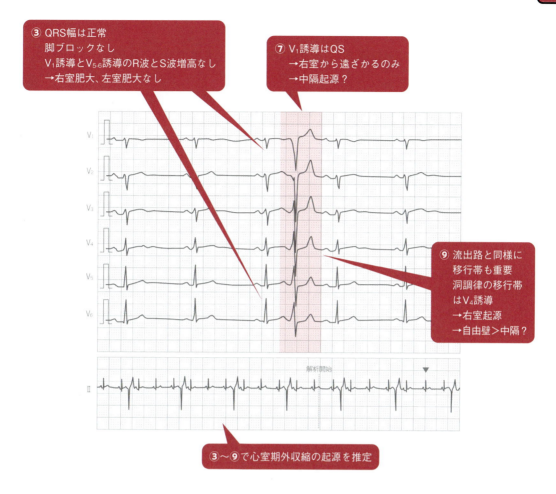

設問078 ▶ 解答 ④ 右室流入路後中隔

　心室期外収縮の起源を特定するために、まず**軸と心室の左右**を考慮します。下方軸（Ⅱ、Ⅲ、aV_F：陽性）が流出路起源として多いなか、**本症例は上方軸（Ⅱ、Ⅲ、aV_F：陰性）**であり ➡ ⑤ 、心臓の下方が起源です（選択肢①②③の流出路起源は否定）。**Ⅰ誘導が陽性でS波がないため** ➡ ⑥ 、右室の可能性が高く、右室流入路がまず考えられます。

　次に、中隔か自由壁かを検討すると、**V_1誘導がQS型**であり ➡ ⑦ 、右側から遠ざかる成分のみを示し、また**下壁誘導にノッチがなく** ➡ ⑧ 、中隔起源が示唆されます。**心室期外収縮の移行帯がV_5誘導**であることは ➡ ⑨ 、より右室側の自由壁起源を支持しますが、選択肢の⑤右室流入路前壁自由壁側は、三尖弁前尖が前側方であるため、Ⅱ、Ⅲ、aV_F誘導でR波が主体となり、異なると考えます。したがって、最も可能性が高いのは④右室流入路後中隔です。

　また、未手術のエプスタイン奇形における心室性不整脈の多くは、後尖右房側の右房化右室が起源であることも知識として役立ちます。心電図の解析だけでなく、症例の背景を考慮した臨床推論も重要です。

> **ベーシック ▶ チャレンジへ　レベルアップにつながるポイント**
> - 流出路以外の心室期外収縮では、起源の同定が基礎心疾患の推定に役立つこともあります。
> - エプスタイン奇形では WPW 症候群による発作性上室性頻拍の合併も多いことを知っておきましょう。

⏸ PAUSED －ちょっと一休み－

心室期外収縮の起源を探り、アブレーションを行った一例

　本症例は有症候性の薬剤抵抗性心室期外収縮（18%/日）に対してカテーテルアブレーションを行いました。3Dマッピングシステムを用いて心室期外収縮の起源を同定したところ、解剖学的三尖弁輪の右房化右室（右室流入路後中隔側）に、この心室期外収縮の起源がありました。ペースマッピングでもマッチングスコアは0.90とgood pace mapを認めたため、同部位への通電で下記のように心室期外収縮の消失に成功しています。

　術後は右室機能も大幅に改善し、ホルター心電図では心室期外収縮は0.001%/日と再発は生じていません。

▷ 本症例に対するカテーテルアブレーション

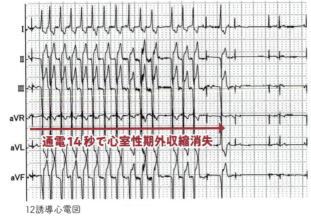

12誘導心電図

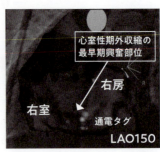

3Dマッピングシステム（CARTO3™）

文献

1) Moore JP, Shannon KM, Gallotti RG, et al. Catheter Ablation of Ventricular Arrhythmia for Ebstein's Anomaly in Unoperated and Post-Surgical Patients. *JACC Clin Electrophysiol* 2018;4 (10):1300-1307.

心電図 No. 40

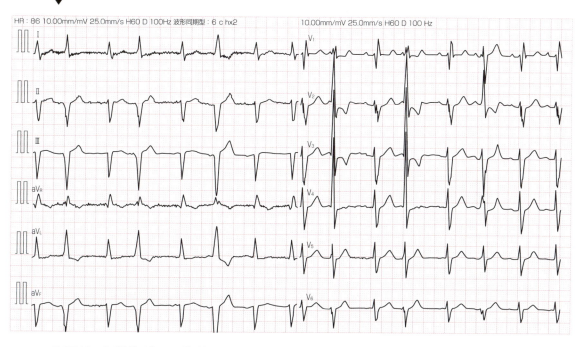

60歳男性。心機能低下を指摘され、精査入院となった。

設問079 ▷ ベーシック Level

心電図所見として、**正しい**のはどれか。

選択肢　① 洞調律＋心房期外収縮　② 洞調律＋心室期外収縮　③ 房室接合部調律
　　　　④ 心房細動　⑤ 心房頻拍

解答 ▶

設問080 ▷ チャレンジ Level

設問079の解答以外の所見として、**正しい**のはどれか。

選択肢　① 心房期外収縮　② 左室流出路起源心室期外収縮
　　　　③ 左室後中隔起源心室期外収縮　④ ケント束　⑤ マハイム線維副伝導路

解答 ▶

心電図 No.40 解答と解説 （福永真人）

心電図の主な所見 ▶ 洞調律＋心室期外収縮

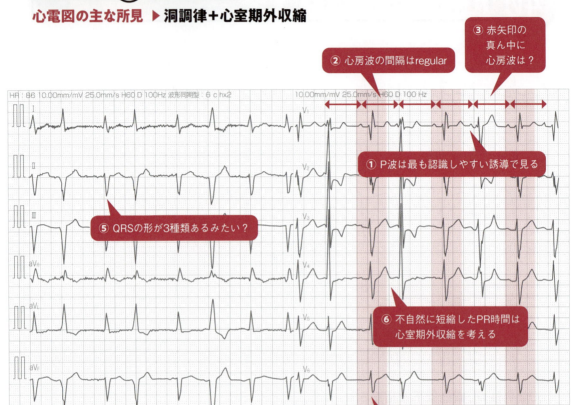

設問079 ▶ 解答 ② 洞調律＋心室期外収縮

まずは心房波（P波）を探してみましょう。**V₁誘導で最もきれいに心房波が確認できます ➡①**（③房室接合部調律は否定）。これが**regularに認められている**ため、④心房細動（AF）ではありません ➡②。

また、①洞調律＋心房期外収縮（APC）であればPP間隔の短縮が認められますが、**一定**であることから除外されます。**赤矢印の真ん中に隠れた心房波はなさそう**であり、⑤心房頻拍（AT）の可能性も否定されます ➡③。

PR時間と心室波の関係性はどうでしょうか？まず、どれが洞調律に連結する伝導かを考えながら、次に心室波を見てみます。**色掛け部の拍は同じPR間隔かつQRS波形**で右脚ブロック（RBBB）＋左軸偏位で二枝ブロックの所見です ➡④。残りの拍では**微妙に異なる2種類のQRS波形**を認めます ➡⑤。**RR時間の短縮**があり、②洞調律＋心室期外収縮（PVC）が最も考えやすい所見になります。不自然なPR時間の短縮は心室期外収縮を鑑別に挙げましょう ➡⑥。

設問080 ▶ 解答 ③ 左室後中隔起源心室期外収縮

　副伝導路があると仮定すると、減衰伝導しない④ケント（Kent）束であれば、先行する同じ心房の連結期に対して異なるQRS波を形成することはありません。⑤マハイム線維副伝導路（マハイム束）であった場合では、房室結節以下での伝導路であり、1拍ごとに劇的なQRS波の変化を起こすことはなく、頻度としては圧倒的に右室側に付着するため、左脚ブロック型波形（V_1誘導でQS型）となることが多いです。

　それでは、この2種類のQRS波形は異なる起源の心室期外収縮でしょうか？　PR間隔が短い（短く見える）波形のほうが、より pure な心室期外収縮の波形で、PR間隔が長い（長く見える）波形は洞調律との融合（fusion）波形と考えられます。もちろん2種類の出口（exit）をもった同一起源の可能性は否定できませんが、その他の場所でも同様に洞調律との fusion 波形で説明可能であれば、1つの心室期外収縮と考えるほうが自然です。

　四肢誘導では上方軸なので、流出路起源ではなく、本症例は左室駆出率低下を伴った拡張型心筋症が疑われる心不全症例でした。

マハイム線維副伝導路
Mahaim fiber accessory conduction pathway.

ベーシック▶チャレンジへ　レベルアップにつながるポイント

- 複数のQRS波形を認める際には、まずどの波形が通常の刺激伝導系によるQRS波形かを確定させましょう。
- PR時間が短縮する原因として、異なる順伝導または違う調律の融合（fusion）を考えます。

心電図 No. 41

A. 冠動脈造影前の心電図

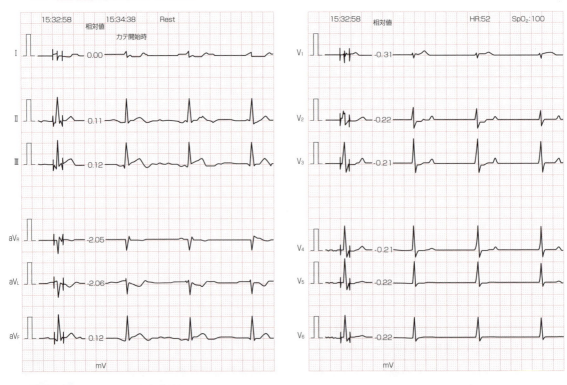

胸痛で来院した65歳男性。

設問 081 ▷ ベーシック Level

冠動脈治療中の心電図（B）で、冠動脈造影前の心電図（A）における所見とあわせて考えられる**心電図所見**はどれか。**2つ**選べ。

選択肢　① 右冠動脈閉塞　② 左前下行枝閉塞　③ 左回旋枝閉塞　④ 心室頻拍
　　　　⑤ ブルガダ症候群

解答 ▶

B. 冠動脈治療中の心電図

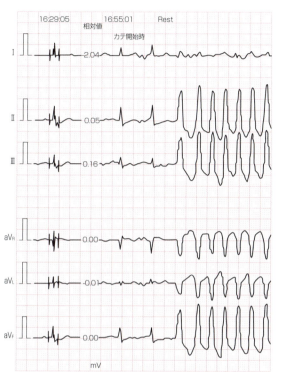
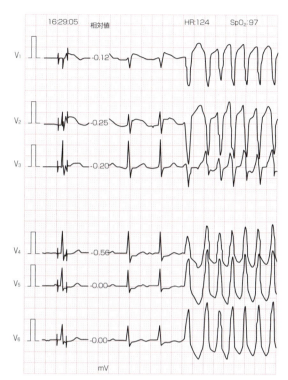

設問 082 ▷ チャレンジ Level

冠動脈治療中の心電図（B）で、頻脈の原因として考えられるのはどれか。

選択肢　① ブルガダ症候群　② 円錐枝閉塞　③ 右冠動脈閉塞　④ WPW症候群
　　　　⑤ QT延長症候群

解答 ▶

心電図 No. 41 解答と解説 （鎌倉 令）

心電図の主な所見 ▶ ST 上昇・低下

A. 冠動脈造影前の心電図

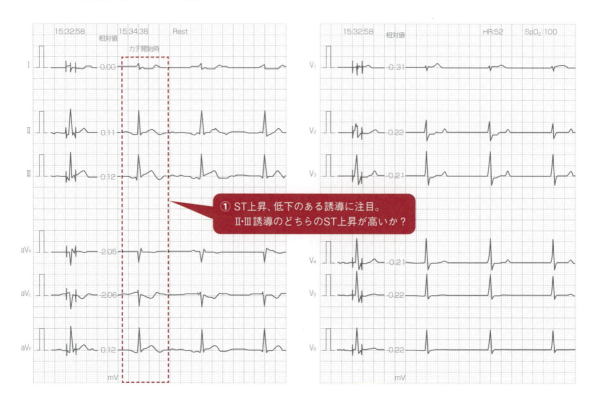

① ST上昇、低下のある誘導に注目。
Ⅱ・Ⅲ誘導のどちらのST上昇が高いか？

設問081 ▶ 解答 ① 右冠動脈病変、④ 心室頻拍

　Ⅱ、Ⅲ、aV_F 誘導で **ST 上昇**、Ⅰ、aV_L、V_2、V_3 誘導で **ST 低下** を認め ➡①、急性冠症候群（ACS）が考えられます。Ⅱ、Ⅲ、aV_F 誘導で ST 上昇を認めることから、右冠動脈（RCA）か左回旋枝（LCX）の病変が疑われますが、ST 上昇の程度が Ⅲ＞Ⅱ であること、Ⅰ、aV_L 誘導で ST 低下を伴うことから、①右冠動脈閉塞を疑います。

　治療中の心電図の後半には、**左脚ブロック（LBBB）、下方軸のやや不規則な wide QRS 頻拍（0.12秒以上の幅の広い QRS の頻拍）** を認めます ➡②。wide QRS 頻拍では、④心室頻拍（VT）、発作性上室性頻拍の変行伝導、逆方向性房室回帰頻拍（antidromic AVRT）、発作性上室性頻

wide QRS頻拍
0.12秒 以上の幅の広い QRSの頻拍。

RCA
right coronary artery、右冠動脈。

LCX
left circumflex [coronary] artery (branch)、左回旋枝。

— 180 —

B. 冠動脈治療中の心電図

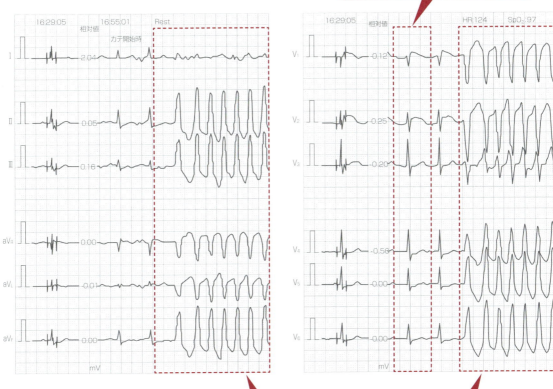

③ V₁誘導にコブド型心電図を認めるが、ブルガダ症候群と診断してよいか？

② wide QRS頻拍の場合、これほどの下方軸であれば、変行伝導よりは心室頻拍を疑う！

拍に副伝導路が合併した頻拍の鑑別が必要です。本症例では、先行するP波は明らかではなく、先行する洞調律時の心電図では副伝導路の存在を疑うデルタ波は認めません。刺激伝導系を通ってQRS波が形成される変行伝導では、これほどの下方軸にはならず、④心室頻拍が正解となります。

　本症例は**右冠動脈#1の狭窄を認め、冠動脈形成術中に心室頻拍を認めた症例**です。前胸部誘導でコブド（coved）型の心電図を呈する疾患が、すべてブルガダ症候群ではありません ➡③。

コブド型
coved型。ブルガダ症候群のタイプ1。全3タイプのなかで最も致死率が高い。

▷ 冠動脈造影（CAG）所見

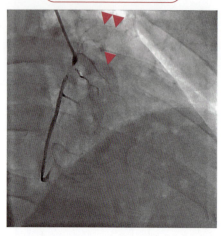

治療開始時　右冠動脈

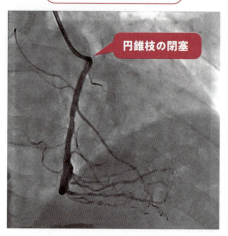

治療中　右冠動脈
円錐枝の閉塞

・造影剤の投与後、円錐枝（▶）の閉塞がみられる。

▷ 主な冠動脈

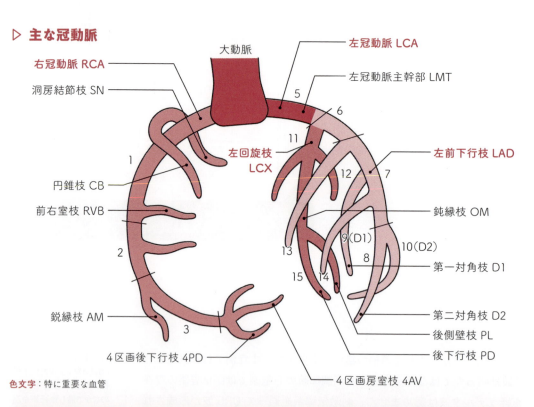

色文字：特に重要な血管

冠動脈		AHAによる冠動脈の区画	主に栄養される心筋部位
右冠動脈（RCA）		1〜4	右室、左室下壁、心室中隔後1/3
左冠動脈（LCA）	左前下行枝（LAD）	6〜10	左室前壁、心室中隔前2/3、心尖部
	左回旋枝（LCX）	11〜15	左室側壁、左室後壁

AHA：アメリカ心臓協会（American Heart Association）

▷ 心尖部から見上げる短軸で切った心臓と冠動脈の走行

責任血管	ST上昇	対側性変化によるST低下
左前下行枝（LAD）	$V_1～V_4$	Ⅱ、Ⅲ、aV_F
左回旋枝（LCX）	Ⅰ、aV_L、V_5、V_6	$V_1～V_4$（Ⅱ、Ⅲ、aV_F）
右冠動脈（RCA）	Ⅱ、Ⅲ、aV_F	$V_1～V_4$（Ⅰ、aV_L）

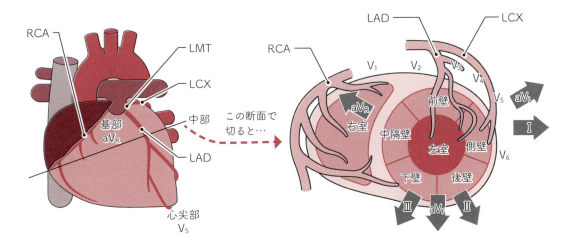

設問082 ▶ 解答 ② 円錐枝閉塞

　ブルガダ フェノコピー（Brugada phenocopy）という、ブルガダ症候群以外の病態でもコブド型の心電図を呈することがあります。本症例は、**右冠動脈への冠動脈形成術中に円錐枝が閉塞してコブド型心電図を呈した症例**です。

　①ブルガダ症候群は、右室流出路心外膜側に電気生理学的な異常が存在することが報告されており、12誘導心電図のV_1、V_2誘導に2 mm以上のJ点の上昇を伴うコブド型心電図を呈する際に診断されます。その他のコブド型心電図を呈する疾患や病態（Brugada phenocopy）を除外することが必要です。

　本症例のような急性虚血のほか、不整脈原性心筋症、心膜炎、肺塞栓症、高・低カリウム血症、高カルシウム血症、抗精神病薬の内服中などにコブド型心電図を呈することがあります。円錐枝は右室流出路を栄養しているため、虚血によりブルガダ型心電図変化が起こったと考えられます。

▷ コブド型心電図を呈する主な疾患

- 急性虚血　・不整脈原性心筋症　・心膜炎　・肺塞栓症　・高・低カリウム血症
- 高カルシウム血症　・抗精神病薬の内服中

> **ベーシック▶チャレンジへ　レベルアップにつながるポイント**
> - V₁誘導でのコブド型波形に飛び付かず、心電図全体を見ることを心がけましょう。
> - Brugada phenocopy として、虚血性心疾患以外にもさまざまな疾患があることを知っておきましょう。

心電図 No. 42

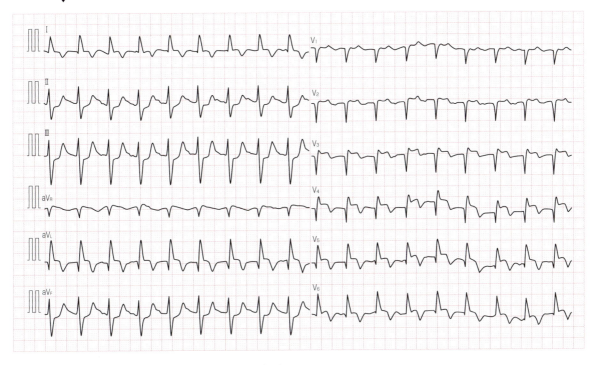

74歳女性。突然発症の胸痛を主訴に来院した。

設問083 ▷ ベーシック Level

心電図所見から推定される病態として、**正しい**のはどれか。

選択肢 ① たこつぼ型心筋症　② 急性心膜炎　③ ST上昇型心筋梗塞
④ 非ST上昇型心筋梗塞　⑤ 急性肺塞栓症

解答 ▶

設問084 ▷ チャレンジ Level

心電図所見から推定される**急性心筋梗塞の責任病変**はどれか。

選択肢 ① 右冠動脈　② 左前下行枝近位部　③ 左前下行枝遠位部
④ 左回旋枝　⑤ 左冠動脈主幹部

解答 ▶

心電図 No. 42 解答と解説 (笠井裕平)

心電図の主な所見 ▶ 前胸部〜側壁誘導のST上昇、aV_R誘導のST上昇、下壁誘導のST低下

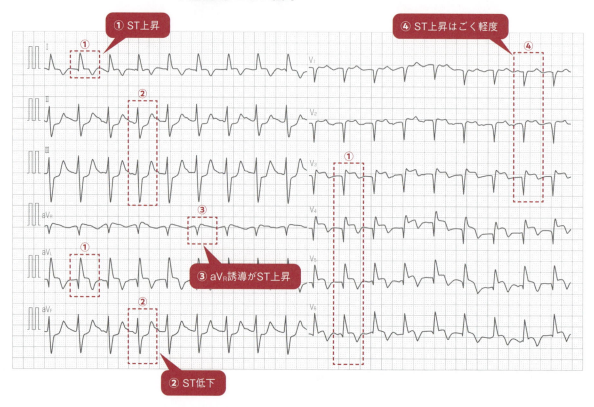

設問083 ▶ 解答 ③ ST上昇型急性心筋梗塞

ST変化に注目するとⅠ、aV_L誘導、V_{3-6}誘導でST上昇を認めます➡①。またⅡ、Ⅲ、aV_F誘導でST低下を認めます➡②。Ⅱ、Ⅲ、aV_F誘導のST低下は**対側性変化**と考えられます。よって本症例は、③ST上昇型心筋梗塞 (STEMI) と考えるのが妥当です。

①たこつぼ型心筋症は、急性心筋（特に前壁）梗塞との鑑別が重要ですが、下壁誘導のST低下の有無が鑑別に役立ちます。たこつぼ型心筋症は心基部が過収縮するため、対側性変化（下壁誘導のST低下）を認めず、本症例では否定的です。

②急性心膜炎は、冠動脈灌流領域に一致しないST上昇、また心房心膜に炎症が及ぶと、対側性変化として心尖部寄りの誘導（Ⅱ、V_5、V_6誘導）のPR低下が認められます。したがって、本症例では否定されます。

⑤急性肺塞栓症の心電図所見は多彩で、心電図所見のみでの診断は困難な場合が多いです→p.74。ただ最も高確率、かつ長時間にわたり認める異常所見は、前胸部誘導の陰性T波であり、本症例ではその所見がありません。重症度によって陰性T波を認める誘導数は異なりますが、急性肺塞栓症では最

対側性変化
reciprocal changeとも呼ばれる。心臓を挟んで逆方向に配置の電極によって記録される変化。

STEMI
ST elevation myocardial infarction、ST上昇型心筋梗塞。

NSTEMI
non-ST elevation myocardial infarction、非ST上昇型心筋梗塞。

も深い陰性T波が観察されるのは、V_1、V_2誘導です（本症例ではそもそも前胸部誘導に陰性T波はみられない）。また、急性肺塞栓症の特異度が高い心電図異常所見として、S1Q3T3パターンがありますが、感度は低いため注意が必要です。

> **S1Q3T3パターン**
> I誘導で深いS波、III誘導の明瞭なQ波、III誘導で陰性T波がみられる急性肺塞栓症の特異度が高い波形。ただし、感度15%と高くはない。

▷ 対側性変化のイメージ

- 下壁梗塞では下壁が障害を受けるため、II、III、aV_F誘導ではST上昇、逆方向のI、aV_L、V_1、V_2誘導ではST低下（対側性変化）が見られる。

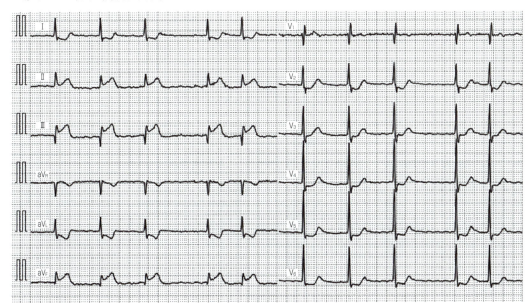

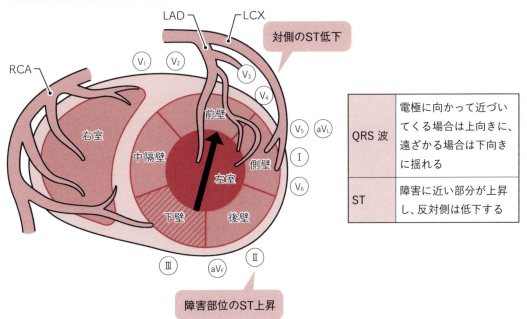

設問084 ▶ 解答 ⑤左冠動脈主幹部

　STEMIでは、ST上昇を認める誘導、およびその対側性変化（ST低下）から冠動脈責任病変部位を推定することが可能です。本症例で注目すべきは、前述のⅠ、aV_L誘導、V_{3-6}誘導のST上昇 ➡①、Ⅱ、Ⅲ、aV_F誘導のST低下 ➡②に加えて、aV_R誘導のST上昇 ➡③です。aV_R誘導は左室心基部に面する方向であり、この誘導でST上昇（貫壁性虚血）を認める場合は、⑤左冠動脈主幹部（LMT）、または②左前下行枝（LAD）近位部が責任病変であると考えられます。そして心基部の貫壁性虚血の対側性変化として、**下壁誘導のST低下**がみられます ➡②。

　次にSTEMIの責任病変が、⑤左冠動脈主幹部と②左前下行枝近位部の鑑別について述べます。⑤は、理論上、左室前壁と左室後壁のST上昇が同時に存在するため、互いにST上昇を打ち消しあい、両者のST上昇度に応じて前胸部誘導のST変化が規定されます。一方で、②は左室前壁のみの貫壁性虚血であるため、**前胸部誘導のST上昇が顕著**です。本症例では**前胸部誘導のST上昇はごく軽度（少なくとも側壁誘導より軽度）**であり ➡④、左室前壁と後壁が同時に貫壁性虚血となり、前胸部誘導のST上昇を打ち消していると考えられます（後壁の貫壁性虚血のほうが優位にみえる）。したがって、本症例は⑤左冠動脈主幹部が責任病変であると判断できます。

ベーシック▶チャレンジへ　レベルアップにつながるポイント

- まずはSTEMIかそれ以外かで緊急対応が異なるため、対側性変化を含めて診断を確定させましょう。
- Wrapped LAD（心尖部を巻くような灌流域の大きな左前下行枝）などで対側に当たる部位が同時に急性虚血に陥ると、心電図変化を打ち消しあうことがあり、心エコーやバイタルサインが役立つことがあります。

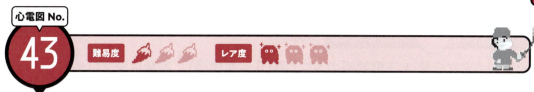

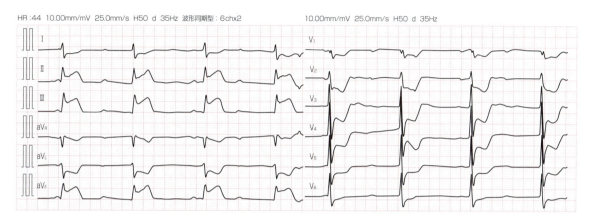

75歳女性。冷汗を伴う胸痛で救急搬送された。

設問 085 ▷ ベーシック Level

初診時の12誘導心電図を記録した。**最も疑わしい**病態はどれか。

選択肢　① 急性心筋梗塞（前壁）　② 急性心筋梗塞（下壁）　③ 急性心筋梗塞（後壁）
　　　　④ 急性肺血栓塞栓症　⑤ 急性心膜炎

解答 ▶

設問 086 ▷ チャレンジ Level

最も考えられる責任病変はどれか。

選択肢　① 左前下行枝近位部　② 左前下行枝遠位部　③ 右冠動脈近位部
　　　　④ 右冠動脈遠位部　⑤ 左回旋枝

解答 ▶

心電図 No. 43 解答と解説 （佐藤宏行）

心電図の主な所見 ▶ 下壁誘導のST上昇（Ⅱ＜Ⅲ誘導）、完全房室ブロック、
V₁〜V₅誘導のST低下（対側性変化）

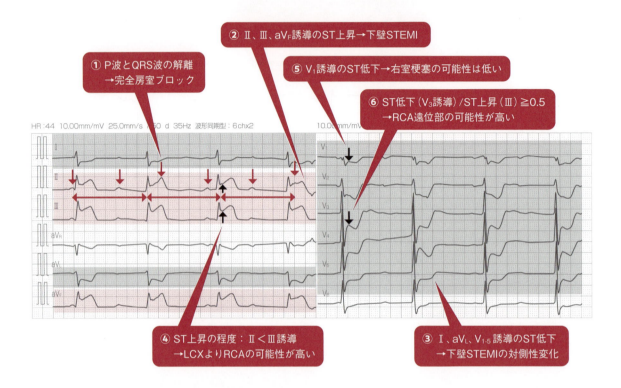

設問085 ▶ 解答 ② 急性心筋梗塞（下壁）

　P波はⅡ誘導が陽性（洞性P波）で洞調律ですが、**P波とQRS波がそれぞれ独立した規則的なリズムを形成**しており（房室解離）、完全房室ブロック（cAVB）を認めます➡①。

　続いて、胸痛に対する心電図では、特にST変化に注目します。**Ⅱ、Ⅲ、aV_F誘導で著明なST上昇**があり、下壁のST上昇型心筋梗塞（STEMI）が疑われます➡②。ST上昇をみたら対側性変化（reciprocal change）→p.186がないか、必ず確認しましょう。**Ⅰ、aV_L誘導（側壁）、V_{1-5}誘導（前壁）にST低下**を認めているので、下壁STEMIがより確かに疑われます➡③。診断はSTEMIであり、その領域は下壁（選択肢②）が強く疑われます。下壁STEMI、特に右冠動脈が責任病変である場合、急性期は完全房室ブロックを高率に合併します。

　④急性肺血栓塞栓症は洞頻脈、前胸部誘導の陰性T波、S1Q3T3パターン→p.75, 187が代表的です。⑤急性心膜炎はST上昇が広範囲に認める一方、対側性変化は認めません。また、心房の傷害電流を反映したPQ低下と、Spodick徴候と呼ばれる右肩下がりのTP間隔が特徴的です。

Spodick徴候
TP間で1mm以上の右肩下がりを示す所見。

設問086 ▶ 解答 ④ 右冠動脈遠位部

下壁STEMIと診断したら、次に責任（閉塞）病変について考えてみましょう。下壁STEMIの責任血管は③/④右冠動脈（RCA）と⑤左回旋枝（LCX）のいずれかですが→p.183、代表的な鑑別方法として、**Ⅱ誘導とⅢ誘導のST上昇の高さを比較**します。Ⅲ誘導がⅡ誘導よりST上昇が高ければRCA、逆の場合はLCXが考慮されます[1]。本症例では**Ⅱ<Ⅲ誘導**のため➡④、RCAが疑われます。前述のようにRCAは房室結節の栄養血管のため、房室ブロックを高率に合併します。

次にRCAの近位部か、遠位部かに注目して、深読みを進めます。③RCA近位部（右室枝より近位）の閉塞は右室梗塞を合併するため、**V_1誘導や右側胸部誘導V_{3R}、V_{4R}誘導でST上昇**を認めます。本症例のV_1誘導はむしろ**ST低下**を認めます➡⑤。また、④RCA遠位部の梗塞では下壁領域に梗塞巣が限局するため、**対側のV_{1-3}誘導で広範なST低下**を認めます（LCXが閉塞した後壁梗塞と同じ挙動を示す）。逆にいえば、RCA近位部の梗塞では前胸部誘導のST低下（対側性変化）がそこまで目立ちません。具体的な鑑別方法として、**Ⅲ誘導のST上昇（高さ）とV_3誘導のST低下（深さ）の比較**が報告されており、ST低下（V_3誘導）/ST上昇（Ⅲ誘導）<0.5でRCA近位部、0.5～1.2ではRCA遠位部、≧1.2mmではLCXを考慮します[2]。本症例では**ST低下（V_3誘導）は5mm**と深く、➡④とあわせて考慮すると④RCA遠位部が最も疑われます➡⑥。

実際の冠動脈造影（CAG）所見では、右室枝よりも遠位のRCA #2が100%閉塞した症例でした。また、経皮的冠動脈インターベンション（PCI）後に房室ブロックは改善しています。

CAG
coronary angiography、冠動脈造影。

PCI
percutaneous coronary intervention、経皮的冠動脈インターベンション。

▷ 冠動脈造影（AG）所見

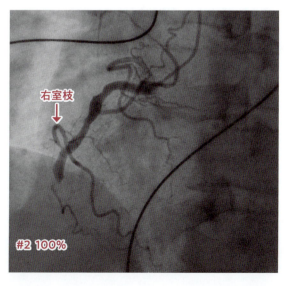

・右冠動脈♯2の完全閉塞（100%）
　＝右室枝より遠位での閉塞が認められる。

ベーシック▶チャレンジへ レベルアップにつながるポイント

- 右冠動脈の心筋梗塞では、高度徐脈・房室ブロックを合併することが多いです。
- Ⅱ誘導、Ⅲ誘導のST上昇の程度、右室枝閉塞の鑑別のため、右側誘導での心電図やV₃/Ⅲ比での閉塞部位診断で深読みすることも可能です。

⏸ PAUSED －ちょっと一休み－

下壁STEMIの責任冠動脈推定をマスターせよ！

　下壁STEMIの責任病変推定に関する問題は、心電図検定（1級）において最低1問は必ず出題されているようです（2024年12月の第10回検定試験1級でも出題された）。ここでガッチリ整理しておきましょう。

STEP 1：RCA vs. LCX

　*NEJM*2003年の総説[1]のアルゴリズムでは、「Ⅲ＞Ⅱ誘導のST上昇」かつ「Ⅰ、aV_L誘導のST低下（＞1mm）」があれば、責任病変がRCAである診断特性は感度90％、特異度71％、陽性的中率94％、陰性的中率70％と報告されています。心エコー図の短軸のようにイメージすると、Ⅲ誘導はRCA（右室、左室下壁〜心室中隔）、Ⅱ誘導はLCX（左室後下壁）を反映していると理解できます。

　逆に、側壁を反映したⅠ、aV_L、V₅、V₆誘導でST上昇があれば、むしろ灌流の大きいLCXの閉塞が疑われます。

STEP 2：RCA近位部 vs. RCA遠位部

　RCAと診断した後、次なる鑑別が鬼門になります。まず「V₁またはV₃R、V₄R誘導のST上昇」があれば、右室枝を含む右室梗塞を意味するので、RCA近位部と自信をもって解答できます（特異度、陽性的中率ともに100％[1]）。

　さらに一歩進んで「V₃誘導のST低下」に注目しましょう。今回の症例では、まさにV₃誘導の著明なST低下があり、これはRCA遠位部に限局した梗塞巣を示しています。本文で紹介しているように、日本からの報告[2]で「V₃誘導のST低下」と「Ⅲ誘導のST上昇」の"比"による鑑別（感度84〜91％、特異度91〜95％）が有用です。

　実臨床ではRCAやLCXの灌流域の個体差で多少変動しますが、心電図読影の原則としておさえておきましょう。

文献

1) Zimetbaum PJ, Josephson ME. Use of the electrocardiogram in acute myocardial infarction. *N Engl J Med* 2003; 348(10): 933-940.
2) Kosuge M, Kimura K, Ishikawa T, et al. New electrocardiographic criteria for predicting the site of coronary artery occlusion in inferior wall acute myocardial infarction. *Am J Cardiol* 1998; 82(11): 1318-1322.

心電図 No.44

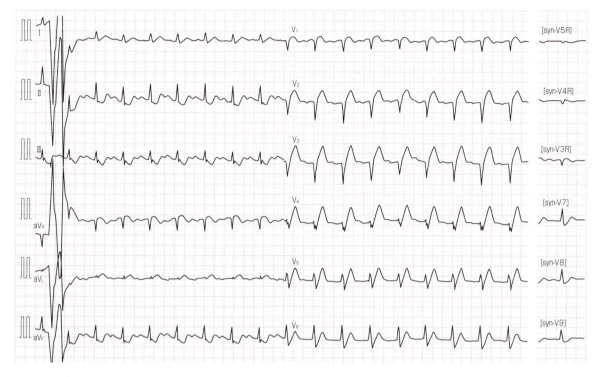

77歳男性。2時間前から持続する胸痛、ショックで当院搬送された。

設問087 ▷ ベーシック Level

心電図所見で**誤っている**のはどれか。

選択肢　① 洞頻脈　② 右房負荷　③ PR延長　④ ST上昇　⑤ ST低下

解答 ▶

設問088 ▷ チャレンジ Level

次のうち、**最も考えられる**のはどれか。

選択肢　① 急性広範前壁中隔梗塞　② 急性右室梗塞　③ 陳旧性前壁中隔梗塞
　　　　④ 急性後壁梗塞　⑤ たこつぼ症候群

解答 ▶

心電図 No. 44 解答と解説 （新井 陸）

心電図の主な所見 ▶ 洞頻脈、PR 延長、ST 変化

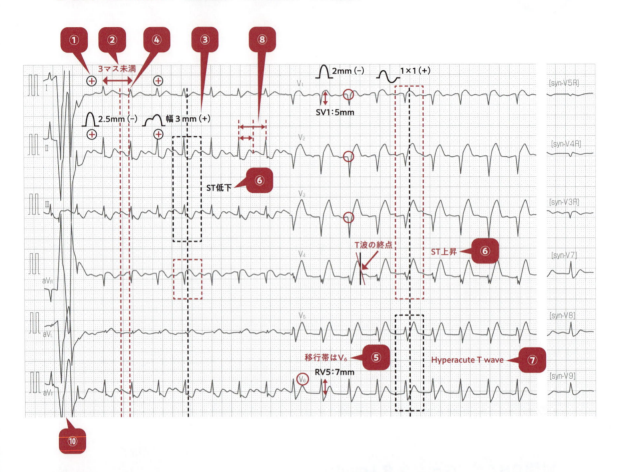

波形上のチェックポイント

① リズム　　洞調律➡洞頻脈
② 心拍数　　3マス未満（100 bpm 以上）
③ P波　　　左房負荷あり
④ PQ間隔　　Ⅰ度房室ブロック（5 mm 以上）
⑤ QRS
　幅　　　　narrow
　軸　　　　正軸
　電位　　　正常
　異常Q波　あり（V₁-V₃誘導）
　移行帯　　時計回転（V₆誘導）
⑥ ST　　　　ST上昇（V₁-V₄、aV_R誘導）、ST低下（Ⅱ、Ⅲ、aV_F、V₅-V₆誘導）
⑦ T波　　　Hyperacute T wave（V₅-V₆誘導）
⑧ QT時間　　QT延長なし
⑨ U波　　　なし
⑩ その他　　ノイズ

設問087 ▶ 解答 ② 右房負荷

　まずは調律からみましょう。**Ⅰ誘導とⅡ誘導で陽性P波**であり ➡①、洞調律です。**心拍数が100bpm以上**であり ➡②、①洞頻脈がリズムとなります。

　P波はV_1誘導で深さは1mm未満（0.5mm）ですが、横幅が3mmあるのでMorris indexにて0.5×3×0.04＝0.06mm・秒（≧0.04）であり、左房負荷となります。またⅡ誘導でも幅が3mm以上のP波であり、こちらからも左房負荷と考えます ➡③。右房負荷はないので、誤っているものは②右房負荷になります。

　PR間隔は5mm以上あるため ➡④、③PR延長です。QRS波はV_{1-3}**誘導でQR型**であり前壁での心筋障害が示唆され、移行帯はV_6誘導のため、時計回転です ➡⑤。ST変化は、V_{1-4}**誘導、aV_R誘導で**④**ST上昇（straight or convex型）、Ⅱ、Ⅲ、aV_F誘導（down-sloping型）、V_{5-6}誘導（up-sloping型）**で⑤**ST低下**を認めます ➡⑥。QT延長はなく、U波は認めません ➡⑧⑨。また、**四肢誘導での最初にノイズ**がみられます ➡⑩。

　以上のように、型のごとく（基準値に従い）心電図所見を読むことが非常に大切であり、本症例では誤っている選択肢は②右房負荷となります。この心電図がどのような意味があるのかを考えるのは、次のステップとなります。

▷ ST変化の程度と形

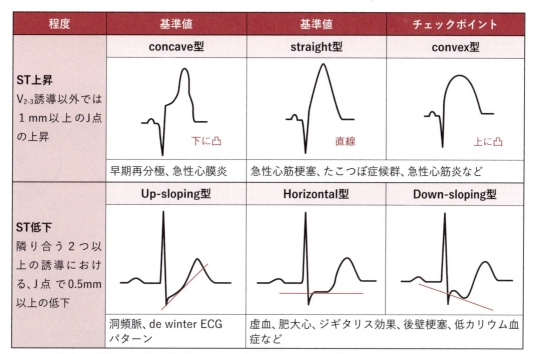

新井陸：STは？. 永嶋孝一，新井陸，深谷英平，他，EP大学3ステップで学ぶ心電図-臨床や心電図検定でワンランク上を目指そう，2023:64-65. をもとに作成

設問088 ▶ 解答 ① 急性広範前壁中隔梗塞

　設問087にて心電図所見を正しく読めたら、次のステップはどのような疾患が考えられ、血行動態をどのように評価し、適切な治療を行うかです。本症例では、**V₁₋₄誘導でST上昇**を認め、前壁梗塞、**aV_R誘導でST上昇とⅡ、Ⅲ、aV_F誘導でST低下**を認めるため ➡️⑥、これを同時に認めるのは急性広範前壁中隔の心筋梗塞、およびそれに準ずる急性期心臓疾患（劇症型心筋炎が該当する）を鑑別に挙げて、迅速に対応することが救命のために必要です。

　特に、**V₅₋₆誘導ではJ点が1〜3mmのup-sloping型**のST低下の後に、**高い陽性T波**（hyperacute T wave）を伴っており ➡️⑦、aV_R誘導でのST上昇とあわせてDe Winter ECGパターンに合致する所見であり、左冠動脈前下行枝（LAD）近位部の完全閉塞が示唆される所見です。ST上昇型急性心筋梗塞で洞頻脈、左房負荷を伴う場合、広範囲心筋壊死に伴う心原性ショック、機械的合併症の合併による心原性ショックや多枝病変などを鑑別に考慮し、適宜、補助循環を駆使した集中治療が必要になります。

　また、V₁₋₃誘導で異常Q波というだけで③陳旧性前壁中隔心筋梗塞と判断するのは望ましくなく、症状の発症時間、その他の心電図所見からも急性心筋梗塞として対応が必要と考えます（発症数時間以内でも、障害が強く起電力が低下し、異常Q波となる症例は経験される）。

　なお本症例では、V₁誘導でST上昇を認めるため、発症6時間以内の症例においては⑤たこつぼ症候群の可能性は99％の確率で否定的と考えます。

ベーシック ▶ チャレンジへ　レベルアップにつながるポイント

- ST変化のある心電図でも、型どおり調律・心房波・心室波・ST変化の順番で読んでいきましょう。
- Up-slopingなST低下である"De Winter ECGパターン"は、LAD近位部閉塞を示唆するため、aV_R誘導でのST上昇を見逃さないように確認しましょう。

心電図 No. 45

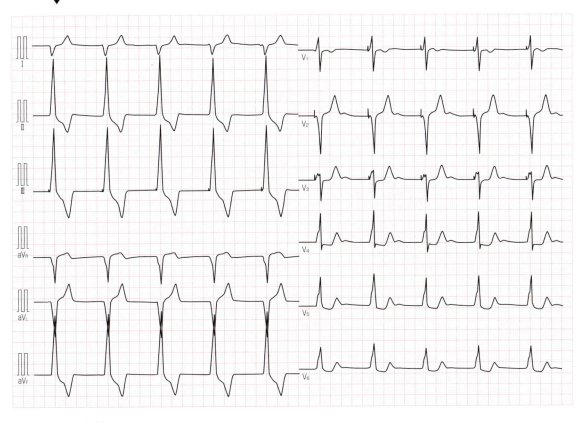

77歳の女性。

設問089 ▷ ベーシック Level

心電図所見として、**最も考えられる**のはどれか。

選択肢
① 左軸偏位
② 心室期外収縮
③ 心房ペーシング
④ 心室ペーシング
⑤ 早期再分極

解答 ▶

設問090 ▷ チャレンジ Level

ペーシング部位として**最も考えられる**のはどれか。

選択肢
① 右室心尖部
② 右室高位中隔
③ ヒス束
④ 左室最頂部（LV summit）
⑤ 左室側壁

解答 ▶

心電図 No. 45 解答と解説 （岸原 淳）

心電図の主な所見 ▶ 心室ペーシング波形

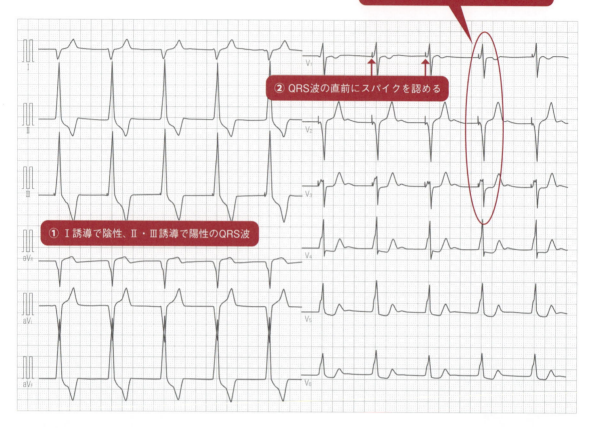

③ V_1・V_3誘導にはR波を認めるにもかかわらず、V_2誘導はQS型となっている。これはLV summit起源の心室期外収縮の際に認める 'pattern break in lead V_2' の所見と考えられる

② QRS波の直前にスパイクを認める

① Ⅰ誘導で陰性、Ⅱ・Ⅲ誘導で陽性のQRS波

設問089 ▶ 解答 ④ 心室ペーシング

　Ⅰ誘導で陰性、Ⅱ・Ⅲ誘導で陽性のQRS波なので ➡①、右軸偏位です。したがって、①左軸偏位は否定されます。
　QRS幅はやや広いですが、**すべてのQRS直前にペーシングスパイクを認め** ➡②、**RR間隔も整**なので、②心室期外収縮（PVC）は否定的です。**P波を認めず、QRS波直前以外にはスパイクも存在しない**ため、③心房ペーシングは否定的です。また、QRS幅が広いですが、直前にペーシングスパイクを認めるため、⑤早期再分極も否定的です。
　ペースメーカ調律を考える際に最も着目すべき点は、**ペーシングによる「スパイク」**です。この心電図では、**QRS波の立ち上がる直前にスパイクを認める**ので、④心室ペーシングと判断します。
　一見、デルタ波のようにも見えますが、QRS直前にスパイクを認めるので、否定的です。

▷ ペーシングスパイク

- 植え込み型心臓電気デバイスによりペーシングが入っているときに生じる波形。

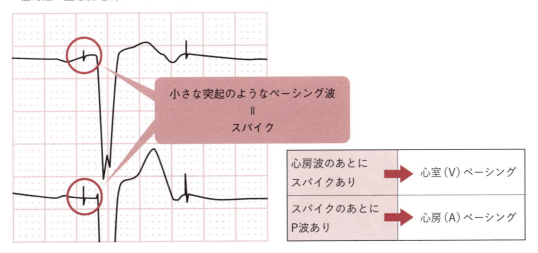

心房波のあとにスパイクあり	→ 心室（V）ペーシング
スパイクのあとにP波あり	→ 心房（A）ペーシング

設問090 ▷ 解答 ④ 左室最頂部（LV summit）

　心室（V）ペーシングの波形に着目します。**Ⅱ・Ⅲ・aV_F誘導はR波が立っており下方軸**であるため → ①、流出路付近のペーシングが示唆されます。

　注目すべきは**V_{1-3}誘導のR波**です。V_1・V_3誘導にはR波を認めるにもかかわらず、V_2誘導はQS型となっています。これは左室最頂部（LV summit）→ p.165 起源のPVCの際に認めるR wave pattern break in lead V_2の所見と考えられます → ③。

　CTで右室リードの位置を確認すると、リード先端が左前下行枝（LAD）第一中隔枝近傍の心外膜側付近までスクリューインされていました。心タンポナーデや閾値・センシングパラメータに異常を認めないため、経過観察となりました。

R wave pattern break in lead V_2
LV summit起源のPVCの際に認めることがある所見。通常、胸部誘導のR波はV_1誘導からV_6誘導にかけて徐々に波高が増高していくが、その'pattern'が'break'している、すなわちV_1とV_3に比してV_2のR波高が低いことを表す。

▷ 本症例のCT画像

- 右室リード先端が、左前下行枝第1中隔枝近傍の心外膜側付近までスクリューインされている。

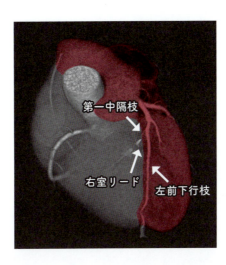

▷ R wave pattern break in lead V$_2$ のシェーマ

- LV summit 領域に最も近接する胸部誘導は V$_2$ である。
- 心外膜側（下図 a、前室間溝）起源の場合、それより深部（下図 b）起源と比較して、V$_2$ に向かってくる成分が少なくなる。すなわち、V$_2$ 誘導の R 波高が減高する。

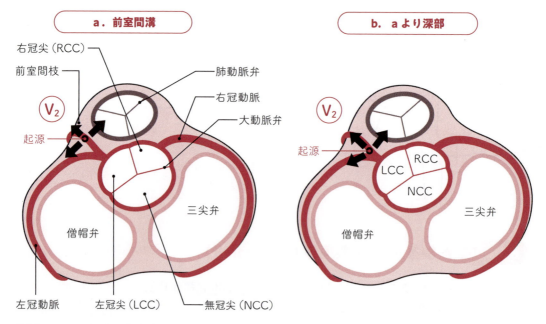

林達哉：LV summit起源の心室性不整脈. EP大学監修, そのPVCはどこから？ -12誘導心電図からのアプローチ-, 中外医学社, 東京, 2022：92. をもとに許諾を得て作成

ベーシック ▶ チャレンジへ　レベルアップにつながるポイント

- スパイクに引き続く QRS 波形なので、心室ペーシングと判断されます。
- ペーシング部位として通常と異なる波形を認めたら、胸部 X 線撮影・CT などでリードの位置を確かめましょう。

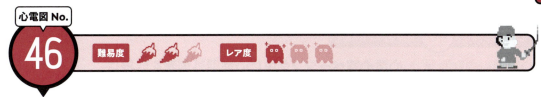

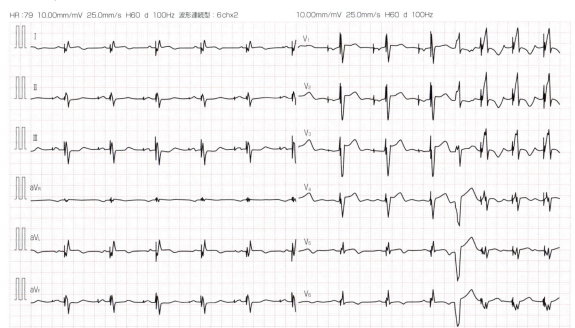

80歳女性。ペーシングデバイス植え込み後。動悸にて受診した。

設問091 ▷ ベーシック Level

心電図所見として、誤っているのはどれか。

選択肢
① 心房ペーシングがされている
② 心室ペーシングがされている
③ 心室期外収縮を認める
④ 室房伝導を認めない
⑤ 心房ペーシングレートは65〜75ppm である

解答 ▶

設問092 ▷ チャレンジ Level

心電図所見として、正しいのはどれか。

選択肢
① シングルチャンバペースメーカが植え込まれている
② デュアルチャンバペースメーカが植え込まれている
③ 室房伝導は関係ない
④ 房室伝導を認める
⑤ カテーテルアブレーションが必要である

解答 ▶

心電図 No. 46 解答と解説 (松永泰治)

心電図の主な所見 ▶ 心房心室ペーシング中に心室期外刺激を契機に
ペーシング波形変化を認める

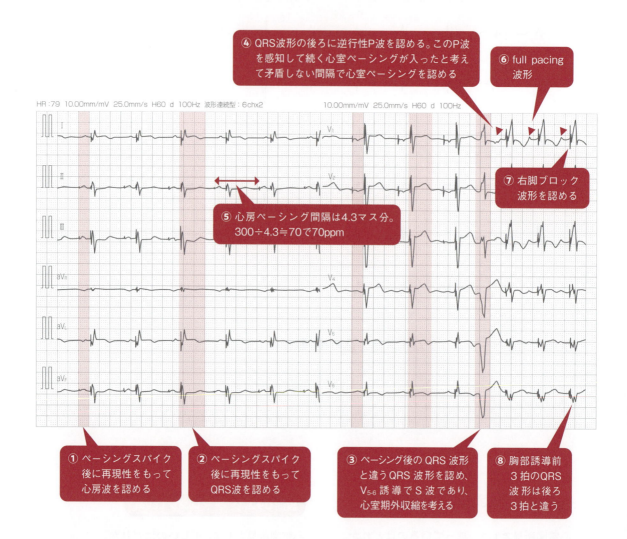

設問091 ▶ 解答 ④ 室房伝導を認めない

　まずは心房波を探します。四肢誘導ではⅡ、Ⅲ、aV_F誘導、胸部誘導ではV_1誘導が探しやすいです。
　ペーシングスパイク後に心房波を認め ➡①、①心房ペーシングがされていることがわかります。
　次にQRS波を探します。同様に**ペーシングスパイク後にQRS波を認め** ➡②、②心室ペーシングがされていることがわかります。

胸部誘導4拍目に、それまでと異なるQRS波形を認めます。V_{5-6}誘導にS波を認め ➡③、V_{5-6}誘導から離れて行く方向に興奮が伝播しており、心室起源の波形であることがわかります。つまり、これは③心室期外収縮（PVC）です。

以降、心室ペーシングが連続しますが、**V_1誘導で逆行性P波を認めます。このP波を感知して心室ペーシングが行われたと考えることに矛盾しない間隔で、心室ペーシングが連続します** ➡④。

心房ペーシング間隔は1マス200msのマスで数えると**4.3マス（=860ms）**となります ➡⑤。1分＝60秒＝60000msを860msで割ると、約70ppm（pacing per minutes、回/分）となります（＝選択肢⑤も正しい）。簡単に計算するには「300÷4.3≒70」がシンプルです。

設問092 ▶ 解答 ④ 房室伝導を認める

胸部誘導で、心室期外収縮以降は逆行性P波を感知して心室ペーシングが入り、心室ペーシングに伴う室房伝導によって逆行性P波が出現、再度心室ペーシングが入る、を繰り返しています（選択肢③は否定）➡④。この頻拍はペースメーカ起因性頻拍（PMT）といわれており、本症例の動悸の原因と考えられます。

PMT中は心室ペーシングのみの波形となることから、**胸部誘導後ろ3拍がフルペーシング（心房と心室）波形**となります ➡⑥。**V_1誘導では右脚ブロック波形を認めており** ➡⑦、左室リードの存在が示唆され、植え込まれているデバイスは両室ペーシング機能を有するCRTDと考えられ

PMT
pacemaker medicated tachycardia、ペースメーカ起因性頻拍。

CRTD
cardiac resynchronization therapy defibrillator、両心室ペーシング機能付き植込み型除細動器。

▷ ペースメーカ起因性頻拍（PMT）

- 心房・心室ともにリードが留置されているペースメーカにおいて、心房センス、心室ペースが順行性伝導となり、患者自身の室房伝導が逆行性伝導となる頻拍。
- 完全房室ブロックでのペースメーカ植え込み症例でも室房伝導が残存している症例もあり、起こり得る。

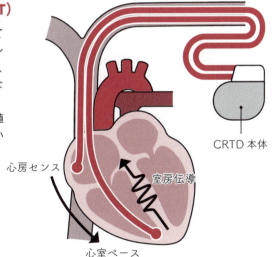

ます。右室ペーシングのみであるシングルチャンバペースメーカ、右房右室ペーシングであるデュアルチャンバペースメーカではないので、選択肢①②は否定的となります。**胸部誘導前3拍のQRS波形は後ろ3拍と違っており** 、自己伝導優先アルゴリズムがはたらいた自己伝導と左室ペーシングの融合（fusion）波形と考えられ、自己房室伝導は残存していると判断されます（④が正しい）。

　治療には、⑤カテーテルアブレーションによって室房伝導を離断することもありますが、必須ではなく、心室ペーシング後の心房不応期を調整することで解決することが多いです。

PAUSED －ちょっと一休み－

ペースメーカの2つの種類

リードの本数と留置位置の異なる2種類のペースメーカが使われています。

シングルチャンバペースメーカ
（Single chamber pacemaker）

・1本のリードを右房または右室に挿入し、監視と治療を行う

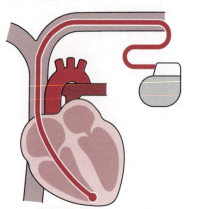

デュアルチャンバペースメーカ
（Dual chamber pacemaker）

・2本のリードを右房と右室（または左室）に挿入し、監視と治療を行う

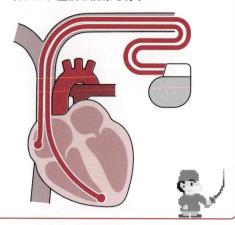

ベーシック▶チャレンジへ　レベルアップにつながるポイント

- ペースメーカが設定に対して、何をセンシング（感知）しているのか、またはセンシングできていないのかを考えることが大切です。
- ペースメーカの上限レート付近での心室ペーシングを見たら、ペースメーカ起因性頻拍を鑑別に挙げましょう。

心電図 No. 47

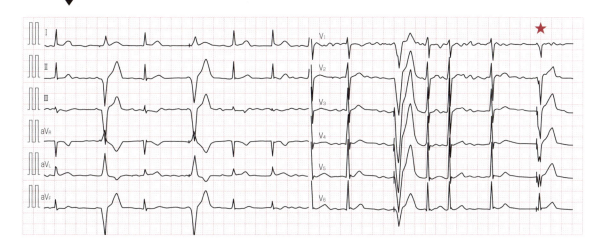

循環器内科通院中の82歳男性。症状は特にない。

設問093 ▷ ベーシック Level

心電図所見として**正しい**のはどれか。

選択肢
① 洞調律＋心室期外収縮　② 洞調律＋心室ペーシング波形
③ 心房細動＋心室期外収縮　④ 心房細動＋心室ペーシング波形
⑤ 心房細動＋変行伝導を伴う心房期外収縮

解答 ▶

設問094 ▷ チャレンジ Level

胸部誘導の**最後のQRS波形（★）の所見**はどれか。

選択肢
① 心室期外収縮　② 心室ペーシング波形　③ 変行伝導を伴う心房期外収縮
④ 心室ペーシング波形と自己脈の融合波形　⑤ ペーシング不全

解答 ▶

心電図 No.47 解答と解説 （成瀬代士久）

心電図の主な所見 ▶ 心房細動＋心室ペーシング波形

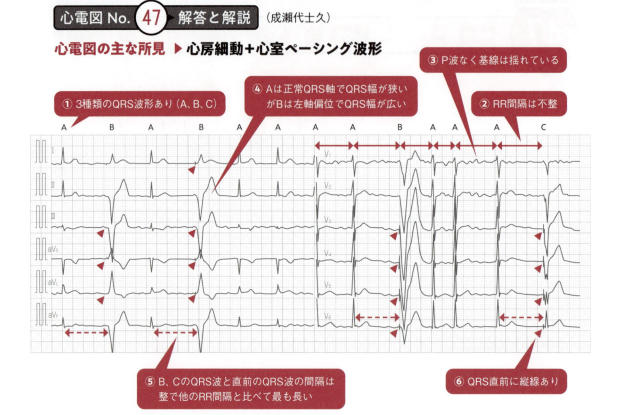

① 3種類のQRS波形あり（A、B、C）
② RR間隔は不整
③ P波なく基線は揺れている
④ Aは正常QRS軸でQRS幅が狭いがBは左軸偏位でQRS幅が広い
⑤ B、CのQRS波と直前のQRS波の間隔は整で他のRR間隔と比べて最も長い
⑥ QRS直前に縦線あり

設問093 ▶ 解答 ④ 心房細動＋心室ペーシング波形

　まずはQRS波をざっと眺めてみると、**A、B、Cと3種類の波形がある**ことがわかります ➡①。**RR間隔は不整**で ➡②、**P波はなく、基線は揺れている**ので ➡③、選択肢①②に含まれる洞調律ではなく、心房細動（AF）です。

　次に、**AのQRS波は正常QRS軸でQRS幅が狭い**のに対して、**BのQRS波は左軸偏位でQRS幅が広く**なっているので ➡④、③心室期外収縮（PVC）や、⑤変行伝導を伴う心房期外収縮（APC）も鑑別に挙がります。しかし、期外収縮の場合は**直前のQRS波からの間隔が短くなる**のに対して、本症例では**長くなっている**のでいずれも否定的です。また、心房細動であるため、そもそも心房期外収縮は起こりえません。全体として**RR間隔は不規則ながらもB、CのQRS波と直前のQRS波の間隔は整で、他のRR間隔と比べて最も長い**ことに気づきます ➡⑤。すなわち、ペースメーカのinhibit作動により、心室ペーシングが作動したと考えられます。

　BのQRS波の直前にはペーシングスパイクが確認される ➡⑥ ことも、心室ペーシングの根拠となります。**BのQRS波は左軸偏位（上方軸）**で、**V1-6誘導はnegative concordant（すべて下向き）** となっているので、右室心尖部に留置された心室リードからのペーシングだとわかります。

inhibit作動
設定した下限レートを上回る心室波がセンシングされる場合にはペーシングは行わず、下限レートを下回りそうなときのみペーシングを行うペースメーカのモード。

設問094 ▶ 解答 ④ 心室ペーシング波形と自己脈の融合波形

CのQRS波形にもペーシングスパイクがあり 、CのQRS波と直前のQRS波との間隔はBのQRS波形とその直前のQRS波の間隔と等しいため、①心室期外収縮（PVC）と③変行伝導を伴う心房期外収縮は否定されます。

CのQRS波形は、通常の心室ペーシング波形（B）や、自己脈波形（A）のどちらとも異なります。②心室ペーシング波形であればBと一致するはずなので、否定されます。⑤ペーシング不全であれば、ペーシングスパイクの直後はQRS波が脱落する、もしくはAのQRS波形と同一の波形が認められるはずなので、これも否定されます。すなわち、CのQRS波形は④心室ペーシング波形と自己脈の融合波形と考えるのが妥当です。

ベーシック▶チャレンジへ　レベルアップにつながるポイント

- QRSの直前にスパイクを伴う波形はペーシングによるもの（多くは上方軸）であり、そのペーシング波形からリードの留置部位も鑑別可能です。
- 心房細動時はVVI作動かつ自己心拍を優先する下限レートになっていることが多く、QRS波の融合（fusion）はよく見られる所見です。

❚❚ PAUSED -ちょっと一休み- ▶

刺激伝導系ペーシングではQRS幅が「広い」とはならない

近年、デリバリーカテーテルによるリード操作でヒス束や左脚を捕捉できる箇所にリードを留置できるようになり、刺激伝導系ペーシングと呼ばれます。刺激伝導系ペーシングの場合は、「ペーシング波形＝QRS幅が広い」とはなりません。以下にヒス束ペーシングと左脚エリアペーシングの12誘導心電図波形を示します。

ヒス束ペーシング

これはペースメーカ植え込み前の心電図は完全左脚ブロックですが、ペースメーカ植え込み後の心電図（自脈とペーシングの融合波形を避けるため、「VVI 90ppm」に設定）は**むしろQRS幅が狭くなります**（104.5 ± 24.5msと報告されている[1]）。

ペーシングQRS波形は正常QRS軸であり、移行帯も正常範囲内です。また、ペーシングがヒス束を捕捉してから刺激伝導系を経由して心室筋に到達するまでに時間がかかるため、ペーシングスパイクとQRS onsetに時間差を生じます（心内電位で見るところの自脈でのHV間隔に相当）。

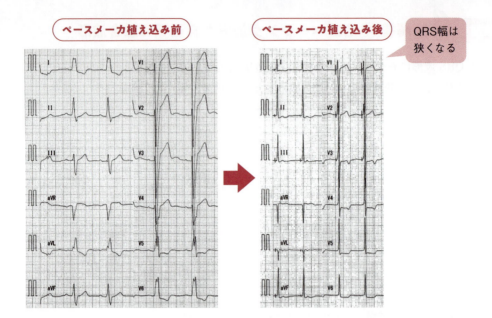

左脚エリアペーシング

左脚エリアペーシングにおいても、刺激伝導系をペーシングするため**QRS幅は比較的狭くなります**（137.5 ± 19.3ms と報告されている[2]）。

左脚領域が先に興奮して、右脚領域の興奮が遅れるため、**V_1誘導で右脚ブロックのような late R 波を認める**のが特徴的です。Ⅰ誘導は上向きになりますが、Ⅱ誘導とⅢ誘導は上向き・下向きどちらもありえます。

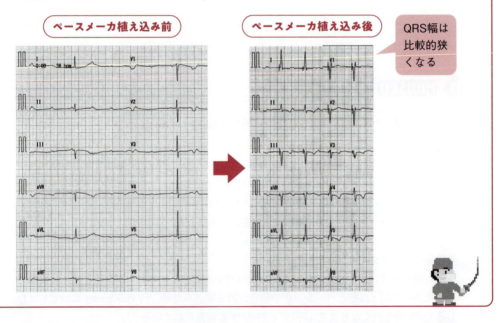

文献

1) Mohamed Abdelrahman M, Subzposh FA, Beer D, et al. Clinical Outcomes of His Bundle Pacing Compared to Right Ventricular Pacing. *J Am Coll Cardiol* 2018;71:2319-2330.
2) Jastrzębski M, Kiełbasa G, Cano O, et al. Left bundle branch area pacing outcomes: the multicentre European MELOS study. *Eur Heart J* 2022;43(40):4161-4173.

心電図 No. 48

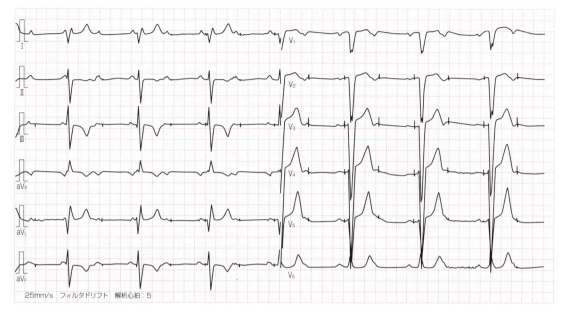

20歳男性。心外膜ペースメーカ植え込み後（モード：DDD 60〜120ppm、ジェネレータは腹部植え込み）。

設問095 ▷ ベーシック Level

心電図所見として**正しい**のはどれか。**2つ**選べ。

選択肢
① 心室オーバーセンシング　② 心室ペーシング不全
③ 心室不応期内の心室無効ペーシング　④ 非伝導性心房期外収縮
⑤ 完全房室ブロック

解答 ▶

設問096 ▷ チャレンジ Level

心電図から考えられる**適切な対応**はどれか。**2つ**選べ。

選択肢
① 心室感度調整　② AV delay調整　③ 新規経静脈ペースメーカ植え込み
④ 腹部ジェネレータ抜去　⑤ 下限心拍数調整

解答 ▶

心電図 No. 48 解答と解説 （上田暢彦）

心電図の主な所見 ▶ 完全房室ブロック、心室ペーシング不全

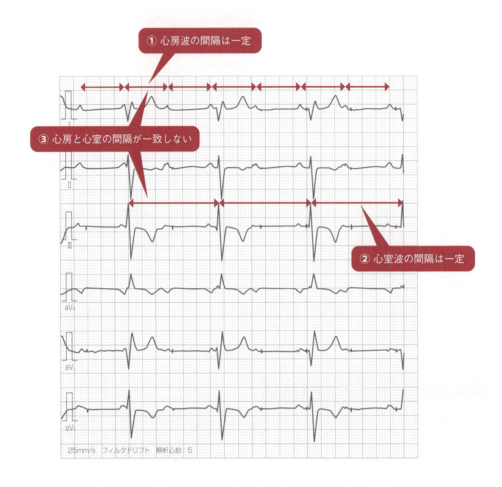

設問095 ▶ 解答 ② 心室ペーシング不全、⑤ 完全房室ブロック

　心房波と心室波は、それぞれ一定であることが確認できます ➡①②。早いタイミングでの心房波がないことから、④非伝導性心房期外収縮は否定されます。一方で、**それぞれの間隔は一致せず、完全にバラバラな挙動**を示しており ➡③、⑤完全房室ブロック（cAVB）であることがわかります。

　心電図のなかで注目すべきなのが、**ペーシングスパイクを認める**ことです ➡④。ペーシングスパイクのタイミングは、**100bpm程度**と下限

（心拍数）下限レート
lower rate、1分間にペーシングする最低回数。

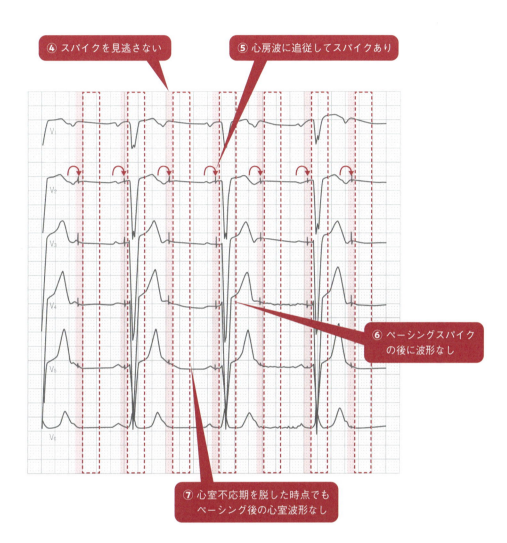

レートより早く、**心房波に追従してスパイクを認める** ➡⑤ ことから、心房波に同期した心室（V）ペーシングスパイク（A sense / V pace）と判断できます。心室ペーシングをしていることと、下限レートより早いタイミングでのペーシングを認めていることから、①心室オーバーセンシングは否定されます。**ペーシングスパイク後に波形を認めず** ➡⑥、②心室ペーシング不全であることがわかります。また、**心室不応期を脱した時点でもペーシング後の心室波形を認めない** ➡⑦ ことから、③心室不応期内の無効ペーシングは否定されます。

設問096 ▶ 解答 ③ 新規経静脈ペースメーカ植え込み、④ 腹部ジェネレータ抜去

心室ペーシング不全であり、完全房室ブロックの所見を認めている
➡③ ことから、新規のペースメーカ植え込みが必要となります。心外膜ペースメーカ植え込み後であり、再開胸での心外膜リード留置ではなく、③新規経静脈ペースメーカ植え込みが望ましいと考えられます。

　その際に、腹部ジェネレータが残っていると、ペーシングスパイクにより電磁干渉を起こし、経静脈ペースメーカのペーシング抑制を引き起こす可能性があります。そのため、④腹部ジェネレータは抜去しておくことが重要です。

　若年でペーシング依存となることから、本症例においては刺激伝導系ペーシングを考慮してもよいと考えられます。

　ペーシング不全に対して、①心室感度調整、② AV delay 調整、⑤下限心拍数（レート）設定の変更では対応困難であり、これらは否定されます。

AV delay 調整
心房と心室の収縮タイミングの調整。

ベーシック ▶ チャレンジへ　レベルアップにつながるポイント

- スパイク波に引き続く QRS 波形がない場合にはペーシング不全、または心室不応期内ペーシングが考えられます。
- 残存デバイスによる電磁干渉を起こす可能性があるため、デバイスの追加植え込み時には注意が必要です。

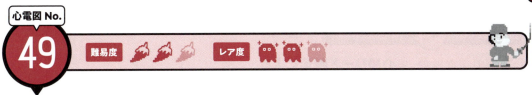

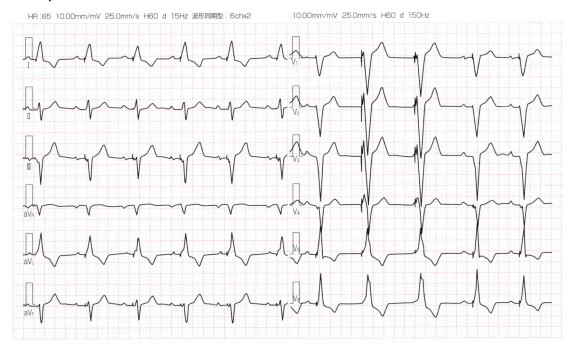

79歳男性。ペースメーカ植え込み3日後の外来受診時。

設問097 ▷ ベーシック Level

DDD設定後、基本調律における挙動で**正しい**のはどれか。2つ選べ。

選択肢　① 心房センシング　② 心房ペーシング　③ 心房性不整脈調律
④ 心室センシング　⑤ 心室ペーシング

解答 ▶

設問098 ▷ チャレンジ Level

治療翌日DDD60設定、胸部誘導2、3拍目の挙動で**誤っている**のはどれか。
2つ選べ。

選択肢　① 心房リードセンシング　② 心房リードペーシング　③ 心室期外収縮
④ 心室リードセンシング　⑤ 心室リードペーシング

解答 ▶

心電図 No. 49 解答と解説 (川治徹真)

心電図の主な所見 ▶ 心房リード脱落による、
　　　　　　　　　　　心室ペーシング＋心室リードバックアップペーシング

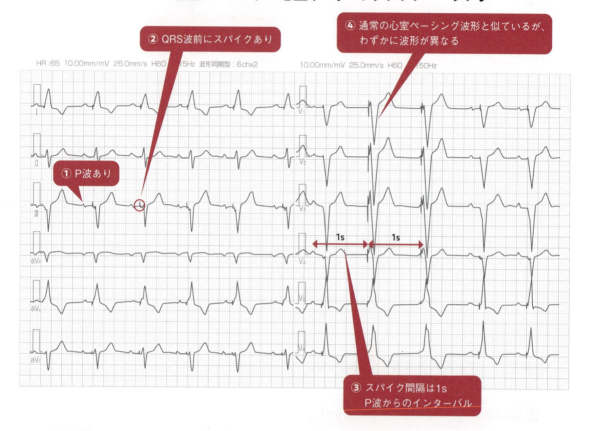

設問097 ▶ 解答 ① 心房センシング、⑤ 心室ペーシング

　P波は前にスパイクがなく、自己脈が出ており➡①、P波の形がI、II誘導とも陽性で、心拍数も速くなく一定であることから、洞調律であると考えられます（③の心房性不整脈は否定）。その場合、心房リードは①心房センシングを行い、ペーシングを行いません（②心房ペーシングは否定）。

　一方でQRS波の前にはペーシングスパイクがあり➡②、心室リードから⑤心室ペーシングを行なっていることがわかります。心室ペーシングの場合、正常の刺激伝導系を通らないとQRS波幅がワイド（wide QRS）になります。このことからも心室ペーシングを推定できます（④心室センシングは否定）。ちなみに、この心室ペーシングの波形から、心室リードは右室中隔基部寄りに留置されていることもわかります。

　DDD設定→p.220の場合、心房センシングから一定期間は心室波を待ち、心室興奮（QRS波）が感知できない場合にのみ心室ペーシングを行います。

設問098 ▶ 解答 ① 心房リードセンシング、③ 心室期外収縮

　まず、問題の**ペーシング間隔をみると1sであり**　➡③、DDD60で設定されていたことがわかります。そのうえでトリガーをみると、前拍の心室ペーシングスパイクではなく、P波からトリガーされて、1s後に心室ペーシングスパイクが入っていることから、このスパイクは心房リードの挙動であることがわかり、②心房リードペーシングが行われたものとわかります。

　一方で、**ペーシング後の波形はP波ではなくQRS波**が出現しており、上記のことと合わせて考えると、心房リードで感知（センス）し、心房で感知されないため、心房リードでペーシングを行ったが心室を補足（ventricular capture）したことがわかります。また、**QRS波形はそれ以外の心室波形と近似している一方で、わずかに異なります**　➡④。つまり、これは⑤心室リードペーシング波形と心房リードの心室キャプチャーの融合波であると考えられます。心房ペーシング後にあまりに早く心室リードが感知した場合、心室が誤って感知して適切に心室ペーシングが入らなくなる可能性があるため、安全機構で④心室リードセンシングからすぐにバックアップで心室リードペーシングが入ります。この心室リードのバックアップペーシング機能は、業者により内蔵の有無が異なります（ここでは一例として、日本メドトロニック株式会社のペースメーカを留置した症例で解説）。

　今回は、心房リードが三尖弁輪に脱落したことで、心房リードがP波センシングと心室キャプチャーをしたことが要因でした。

　胸部X線写真を見れば、心房リードが留置したはずの右心耳からディスロッジしていることは明らかです。しかし、たとえX線写真を見なくても、モニター波形や心電図において、心房リードのセンスもしくはペーシングが見られるはずの位置において、心室ペーシングの波形が見られた際には、ディスロッジなども含めてペースメーカ不全を疑う必要があります。

ディスロッジ
dislodge、リード先端位置のずれ。

No. 49

▷ **心房リードの脱落と心内波形（バックアップペーシング）**

再手術時の術中透視像（右前斜位）

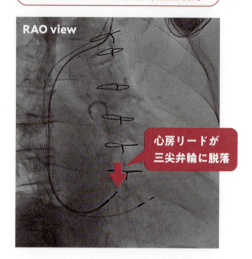

心房リードが三尖弁輪に脱落

心内波形（心内心電図）

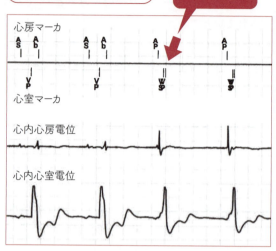

バックアップペーシング

心房マーカ

心室マーカ

心内心房電位

心内心室電位

AS：心房センシング、Ab：PVAB内センシング、AP：心房ペーシング、
VP：心室ペーシング

ベーシック▶チャレンジへ　レベルアップにつながるポイント

- ペースメーカの基本的な作動のなかで矛盾がある場合には、リード位置・リードの装着ポート間違えの可能性を確認しましょう。
- ペースメーカにはさまざまなセーフティ機能があり、機会があればデバイスのプログラマものぞいてみるとよいでしょう。

心電図 No. 50

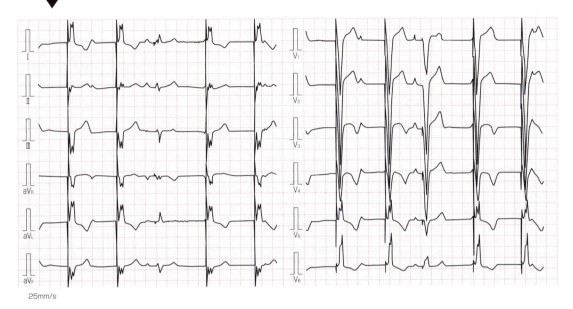

25mm/s

20歳女性。先天性心疾患に合併した不整脈に対し、腹部にVVIペースメーカ植え込み術（心外膜リード）が施行されている。
200X年、腹部ペースメーカがERI間近となり、経静脈的に新規のDDDペースメーカ植え込み術が施行された。

設問099 ▷ ベーシック Level

ペースメーカ植え込みの適応となった不整脈として**正しい**のはどれか。

選択肢
① 徐脈性心房細動
② 洞徐脈
③ 完全房室ブロック
④ QT延長
⑤ 完全左脚ブロック

解答 ▶

設問100 ▷ チャレンジ Level

本症例の腹部デバイスは本人希望で摘出せずOVOで設定、新規の胸部デバイスの設定はDDD50〜130bpmである。心電図所見として**正しい**のはどれか。

選択肢
① 腹部デバイスのセンシング不全
② 腹部デバイスのペーシング不全
③ 胸部デバイスのセンシング不全
④ 胸部デバイスのペーシング不全
⑤ 腹部デバイスERIに伴う正常作動

解答 ▶

心電図 No. 50 解答と解説 （林 英守）

心電図の主な所見 ▶ VVI65bpm と DDD50〜130bpm の混在

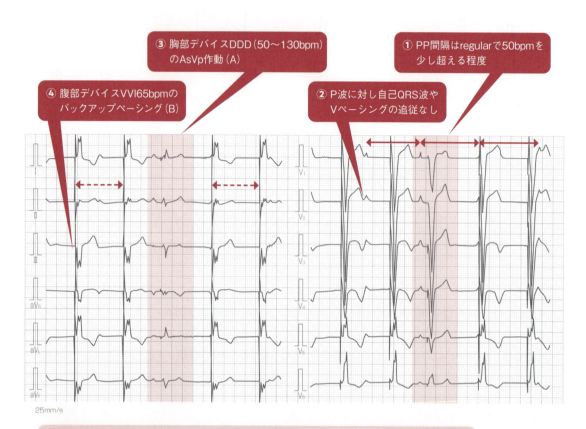

④ 腹部デバイスVVI65bpmの
バックアップペーシング（B）

③ 胸部デバイスDDD（50〜130bpm）
のAsVp作動（A）

① PP間隔はregularで50bpmを
少し超える程度

② P波に対し自己QRS波や
Vペーシングの追従なし

25mm/s

補足ポイント
② DDDの上限レート130bpmをわずかに上回る間隔のためVpは入らず→房室ブロックを示唆
③ Vpのスパイクは双極（心内膜）リードで小さい→胸部デバイスの作動（A）
④ Vpのスパイクは単極（心外膜）リードで大きい→腹部デバイスの作動（B）

設問099 ▶ 解答 ③ 完全房室ブロック

　まずは**調律**をみてみましょう。**調律をみる鍵は「P波」**です。**V₁誘導で明瞭なP波がみられ、PP間隔は規則的に興奮している**ようです ➡①。したがって、①徐脈性心房細動は否定的です。**PP間隔はマス目で26コマくらい**なので、26 × 0.04 = 1.04秒程度となり、洞不全でもありません。自己のQRS波は見当たりませんが、**心室（V）ペーシング中のQT時間は440ms程度**で著明な延長はなく、右室からペーシングしているので、ペーシングによるQRS波形は**左脚ブロック様**となります。

（心拍数）上限レート
Upper rate、心房と連動させて心室ペーシングさせる最大の心拍数。

| 218 |

No.50

よって、消去法で正解は③完全房室ブロック（cAVB）となります。P波に注目すると、自己の QRS 波が追従していない ➡② ことからも、房室ブロックが示唆されます。さらに、**P 波に追従する V ペーシングも認められる**ので ➡③、本症例は**（先天性）完全房室ブロックの診断**で、幼少期に腹部から心外膜リードの植え込みがされたと考えられます。

本来、完全房室ブロックに対するペースメーカのモードは、心房をセンシング（時にペーシング）して心室をペーシングする生理的な DDDモードが理想ですが、本症例のように幼少期に外科的に心外膜リードを植え込みする際は、心房リードのトラブル（閾値の上昇など）を考慮して、シンプルに VVI モードが選択されることが多いです。

設問100 ▶ 解答⑤ 腹部デバイス ERI に伴う正常作動

次に、本症例で起きている奇妙なペーシング現象を見ていきましょう。まず、**V ペーシング波形が 2 種類ある**のがわかるでしょうか ➡③④。A は房室ブロックに対する DDD ペーシングでよくみられる、**心房センス心室ペース**（AsVp）であることがわかります。**ペーシングスパイクも小さい**ので、おそらく新規の心内膜ペーシングリードは双極リードなのでしょう。一方で、B に見られる**大きなペーシングスパイクは単極リードの刺激**を表しますので、心外膜リードからの刺激が考えられます。

では、なぜ OVO 設定なのに刺激が入ってしまっているのでしょうか。B の刺激間隔をよく見ると、VVI60bpm よりは若干早いタイミングでペーシングが入っているのがわかります。実際は VVI65bpm の作動になっているのですが、これは腹部デバイスが選択的交換指標（ERI）を迎え、**OVO モードから VVI バックアップモード 65bpm** の状態に入ったことを意味します。よって、心電図の所見としては VVI65bpm とDDD50〜130bpm のペーシングが混在してますが、**2 つのデバイスともに正常作動**をしている状態となっています。

ERI
選択的交換指標(elective replacement indicator)。かつてはペーシングレート、モード、パルス幅などの変化が、ペースメーカ本体の交換時期の指標であった。現在ではテレメトリーで交換時期が判断できる[1]。

AsVp
心房センス心室ペース。

OVO設定
ペーシングはしない設定。

219

▷ ペースメーカの主なモード

モード	AAI 心房のバックアップ	VVI 心室のバックアップ モード	DDD 心房と心室を同期させる モード
1文字目 ペーシング部位	心房(A)のみ	心室(V)のみ	心房と心室(D)
2文字目 センシング部位	心房(A)のみ	心室(V)のみ	心房と心室(D)
3文字目 作動様式	抑制(I)	抑制(I)	同期と抑制(D)
リードの位置	ペーシングとセンシング AAI	ペーシングとセンシング VVI	ペーシングとセンシング DDD
主な適応	房室ブロックのない洞不全症候群	徐脈性心房細動	徐脈性不整脈 (持続性心房細動を除く)

> **ベーシック▶チャレンジへ　レベルアップにつながるポイント**
> - ペースメーカ植え込みの原因疾患は、調律・引き続くQRS波の有無で鑑別が可能です。
> - 体表面心電図では、単極ペーシングのスパイクは大きく、双極ペーシングは小さく記録されます。ERIになると残存電池容量に従って、設定がVVI(設定レートは各社異なる)に変更されます。

文献
1) 日本不整脈心電学会:WEB版不整脈学・心電学会用語集. https://new.jhrs.or.jp/contents_jse/words/index.php (2025.1.10.アクセス)
2) 小竹康仁:ペースメーカの基本(ICHDコード). EP大学監修, 最新!心臓デバイス攻略本. メディカ出版, 大阪, 2023:20-22.

テーマ別・逆引き CONTENTS（心電図 No.01-50）

テーマ	主な所見	心電図 No.	ページ
正常	正常洞調律	01	13
電極付け間違い	左右上肢電極の付け間違い	02	17
洞不整脈	洞不整脈	03	23
心アミロイド心電図	心房細動調律、四肢低電位、前胸部誘導のR波増高不良	04	27
心拍数・Ⅱ度房室ブロック、低電位	洞調律、2：1房室ブロック（Ⅱ度房室ブロック）、肢誘導低電位	05	31
モニター心電図	ウェンケバッハ型房室伝導	06	35
	心室期外収縮、判別の難しい房室ブロック	07	41
完全房室ブロック、心房細動	心房細動、完全房室ブロック	08	45
脚ブロック	モービッツⅡ型Ⅱ度房室ブロック、完全左脚ブロック	09	49
電解質異常	QT時間の延長	10	53
	徐脈、P波減高、PR間隔延長、QRS幅軽度拡大、T波増高	11	57
	心室期外収縮、QT時間の延長	12	61
右胸心	高度房室ブロック	13	65
	右胸心	14	69
急性肺塞栓症	右心負荷所見	15	73
小児心電図	QTc間隔の延長	16	77
遺伝性心疾患	QT延長に伴うtorsade de pointes	17	81
	多源性心室期外収縮、Ⅰ度房室ブロック	18	85
成人先天性心疾患	特徴的なQRS波形（不完全右脚ブロックとコシュタージュ型ノッチ）	19	89
デルタ波	A型WPW症候群の洞調律	20	92
	PQ時間短縮、デルタ波	21	97
発作性上室性頻拍	変行伝導を伴う房室回帰頻拍	22	101
	房室回帰頻拍	23	105
	下壁誘導陰性P波のlong R-P'頻拍	24	109
心房細動、WPW症候群	WPW症候群に合併した心房細動	25	113
Narrow/Wide QRS頻拍	Narrow QRS long RP'頻拍	26	117
	頻拍	27	121
	Narrow QRS頻拍	28	124
	多形性心室頻拍	29	129
	QT間隔延長、多形性心室頻拍	31	136
	心室頻拍	33	145
	心室頻拍	34	150
心室期外収縮	QT延長、非持続性多形性心室頻拍	30	133
	心室期外収縮、torsade de pointes	32	141
	洞調律、心室期外収縮	35	155
	心室性2段脈	36	159
	下方軸、右脚ブロック型の心室期外収縮	37	163
	心室期外収縮	38	167
	洞調律、正常QRS波、上方軸の心室期外収縮	39	170
	洞調律、心室期外収縮	40	175
Brugada phenocopy	ST上昇・低下	41	178
虚血性不整脈	前胸部〜側壁誘導のST上昇、aV_R誘導のST上昇、下壁誘導のST低下	42	185
	下壁誘導のST上昇、完全房室ブロック、ST低下（対側性変化）	43	189
	洞頻脈、PR延長、ST変化	44	193
ペースメーカ波形	心室ペーシング波形	45	197
	心房心室ペーシングのペーシング波形変化	46	201
	心房細動、心室ペーシング波形	47	205
	完全房室ブロック、心室ペーシング不全	48	209
	心房リード脱落による心室ペーシング、心室リードバックアップペーシング	49	213
	VVI65bpmとDDD50〜130bpmの混在	50	217

本書に登場する主な略語

	略語	英語	日本語
A	ACS	acute coronary syndrome	急性冠症候群
	AF	atrial fibrillation	心房細動
	AFL	atrial flutter	心房粗動
	AFLBB	anterior fascicle of left bundle branch	左脚前枝
	APC	atrial premature contraction	心房期外収縮
	ARVC	arrhythmogenic right ventricular cardiomy-opathy	不整脈原性右室心筋症
	ASD	atrial septal defect	心房中隔欠損症
	AT	atrial tachycardia	心房頻拍
	ATP	adenosine triphosphate	アデノシン三リン酸
	ATTR-CM	transthyretin amyloid cardiomyopathy	トランスサイレチン型心アミロイドーシス
	AVNRT	atrioventricular nodal reentrant tachycardia	房室結節リエントリー頻拍
	AVRT、AV-ORT	atrioventricular reciprocating tachycardia	房室回帰頻拍
B	BTS	bradycardia-tachycardia syndrome	徐脈頻脈症候群
C	CAG	coronary angiography	冠動脈造影
	cAVB	complete atrioventricular block	完全房室ブロック
	CLBBB	complete left bundle branch block	完全左脚ブロック
	CRTD	cardiac resynchronization therapy defibrillator	両心室ペーシング機能付き植込み型除細動器
	CS	coronary sinus	冠静脈洞
	CT	crista terminalis	分界稜
D	DAD	delayed afterdepolarization	遅延後脱分極
	DCM	dilated cardiomyopathy	拡張型心筋症
	DVT	deep venous thrombosis	深部静脈血栓症
E	EAD	early afterdepolarization	早期後脱分極
	EF	ejection fraction	駆出率
	EPS	electrophysiology study	心臓電気生理学的検査
	ERI	elective replacement indicator	選択的交換指標
F	FV-ORT	fasciculo-ventricular ORT	束枝心室正方向性房室回帰頻拍
H	HCM	hypertrophic cardiomyopathy	肥大型心筋症
	HRV	heart rate variability	心拍変動
I	ICD	implantable cardioverter defibrillator	植込み型除細動器
	ILVT	idiopathic left ventricular tachycardia	左室起源特発性心室頻拍
	IRBBB	incomplete right bundle branch block	不完全右脚ブロック
J	JT	junctional tachycardia	接合部頻拍

	略語	英語	日本語
L	LAA	left atrial appendage	左心耳
	LAFB	left anterior fascicular block	左脚前枝ブロック
	LCX	left circumflex [coronary] artery	左回旋枝
	LPFB	left posterior fascicular block	左脚後枝ブロック
	LQTS	long QT syndrome	QT 延長症候群
	LSPV	left superior pulmonary vein	左上肺静脈
	LV	left ventricular	左室
M	MCV	middle cardiac vein	中心臓静脈
	MS	membranous septum	膜性中隔
N	NCC	noncoronary cusp	大動脈弁無冠尖
	NSTEMI	non-ST elevation myocardial infarction	非 ST 上昇型心筋梗塞
	NSVT	nonsustained ventricular tachycardia	非持続性心室頻拍
O	ORT	orthodromic atrioventricular reciprocating tachycardia	正方向性房室回帰頻拍
P	PCI	percutaneous coronary intervention	経皮的冠動脈インターベンション
	PE	pulmonary embolism	肺塞栓症
	PFLBB	posterior fascicle of left bundle branch	左脚後枝
	PMT	pacemaker medicated tachycardia	ペースメーカ起因性頻拍
	PSP-LV	posterior-superior process LV	左室後上部
	PSVT	paroxysmal supraventricular tachycardia	発作性上室頻拍
	PVC	premature ventricular contraction	心室期外収縮
R	RAA	right atrial appendage	右心耳
	RBB	right bundle branch	右脚
	RCA	right coronary artery	右冠動脈
	RCC	right coronary cusp	大動脈弁右冠尖
	RSA	respiratory sinus arrhythmia	呼吸性洞不整脈
	RSPV	right superior pulmonary vein	右上肺静脈
	RV	right ventricle	右室
S	SAC	sinoatrial conduction	洞結節・心房間伝導
	SQTS	short QT syndrome	QT 短縮症候群
	SSS	sick sinus syndrome	洞不全症候群
	STEMI	ST elevation myocardial infarction	ST 上昇型心筋梗塞
T	TdP	torsade de pointes	トルサードドポアント
	TRPG	tricuspid regurgitant-pressure gradient	尖弁逆流圧較差
	TWA	T wave alternans	T 波交互現象
V	VF	ventricular fibrillation	心室細動
	VSD	ventricular septal defect	心室中隔欠損症
	VT	ventricular tachycardia	心室頻拍

索引

和文

あ
アイントホーフェンの三角形 ……… 2
アデノシン三リン酸(ATP) ……… 8, 122
アトロピン硫酸塩 ……… 25
アルコール依存症 ……… 56
アンダースン・タウィル症候群 ……… 79

い
イオンチャネル ……… 8
移行帯 ……… 4, 169
異常Q波 ……… 196
異常自動能 ……… 127
異所性P波 ……… 126
異所性自動能 ……… 83
一時ペーシング ……… 135
I度房室ブロック ……… 58, 86
遺伝性心疾患 ……… 88
移動性ペースメーカ ……… 5, 37
イバブラジン塩酸塩 ……… 8
イプシロン波 ……… 153
陰性T波 ……… 9, 153

う
右位心 ……… 67
植込み型除細動器(ICD) ……… 153
ウェンケバッハ型房室伝導 ……… 36
ウェンケバッハ型房室ブロック ……… 42
右冠尖(RCC) ……… 6, 200
右脚 ……… 5, 6
右脚ブロック(RBBB) ……… 6, 47, 110
右胸心 ……… 18, 67, 70
右軸偏位 ……… 70
右室型単心室症 ……… 71
右室前乳頭筋 ……… 5, 6
右室肥大 ……… 70
右上肺静脈(RSPV) ……… 128
右心耳(RAA) ……… 128
右側誘導 ……… 2

え
エプスタイン奇形 ……… 96, 172

お
横位心 ……… 3

か
下位心房調律 ……… 6
拡張型心筋症(DCM) ……… 87
活動電位 ……… 8
カテーテルアブレーション ……… 116, 174
紙送り速度 ……… 32
カリウムイオン ……… 60
カルシウムイオン ……… 8
カルシウムチャネル阻害薬 ……… 95
冠静脈洞(CS) ……… 112, 128
冠静脈洞入口部起源心房頻拍 ……… 111
完全右脚ブロック(CRBBB) ……… 164
完全左脚ブロック(CLBBB) ……… 50
完全房室ブロック(cAVB) ……… 46, 47, 190, 210, 219
冠動脈 ……… 182
冠動脈造影(CAG) ……… 182

き
偽梗塞パターン ……… 30
偽性心室頻拍 ……… 9, 95, 115
逆方向性房室回帰頻拍 ……… 119, 120
逆行性P波 ……… 39, 203
急性冠症候群(ACS) ……… 180
急性心筋梗塞 ……… 190, 196
急性肺塞栓症 ……… 74
胸部誘導 ……… 2, 4
巨大陰性T波 ……… 134
巨大陽性U波 ……… 55

け
経皮的冠動脈インターベンション(PCI) ……… 191
稀有型房室結節回帰頻拍 ……… 111
劇症型心筋炎 ……… 196
撃発活動 ……… 83
減衰伝導 ……… 119
顕性WPW症候群 ……… 94
ケント束 ……… 6, 94, 99, 108, 115

こ
高カリウム血症 ……… 59
交互脈 ……… 140
高周波成分 ……… 25
後脱分極 ……… 84
高度房室ブロック ……… 66
後乳頭筋 ……… 5, 6
抗不整脈薬 ……… 9
呼吸性洞不整脈(RSA) ……… 24
コシュタージュ型 ……… 91
コッホの三角 ……… 6
コブド型 ……… 181, 183
コブド型ST上昇 ……… 9, 144
固有心拍数 ……… 5, 25
孤立性陰性T波 ……… 91

さ
細動波(f波) ……… 28, 95, 114, 118
左冠尖(LCC) ……… 200
左脚エリアペーシング ……… 208
左脚後枝 ……… 5, 6
左脚後枝ブロック(LPFB) ……… 6
左脚前枝 ……… 5, 6
左脚前枝ブロック(LAFB) ……… 6, 47
左脚ブロック(LBBB) ……… 160
左軸偏位 ……… 47
左室起源特発性心室頻拍(ILVT) ……… 39, 147
左室肥大 ……… 29
左前下行枝(LAD) ……… 182
三枝ブロック ……… 51
三尖弁 ……… 6, 200

し
軸偏位 ……… 152
刺激伝導系 ……… 4
刺激伝導系ペーシング ……… 207
自己脈 ……… 214
四肢低電位 ……… 28, 32
四肢誘導 ……… 2
室房伝導 ……… 202
自動能 ……… 8
ジャーベル・ランゲ-ニールセン症候群 ……… 79
徐脈 ……… 58, 66, 135
徐脈頻脈症候群(BTS) ……… 47
心アミロイドーシス ……… 29
心筋症 ……… 87

シングルチャンバペースメーカ……205	**そ**	**と**
心サルコイドーシス………………169	早期後脱分極(EAD)………63, 83	洞結節……………………………4
心室………………………………2	早期興奮……………………………94	洞結節・心房間伝導(SAC)……25
心室期外収縮(PVC)……………	早期興奮心房細動…………95, 143	洞性P波…………………………190
……42, 62, 86, 134, 142, 156, 164, 168,	双極誘導…………………………18	洞調律…………2, 24, 134, 138, 156, 176
172, 176	巣状性心房頻拍…………………127	洞頻脈…………………6, 74, 194
心室期外収縮の起源………156, 173	僧帽弁………………………6, 200	洞不整脈……………………24, 36
心室細動(VF)……………………82		洞不全症候群(SSS)……………58
心室性2段脈……………………160	**た**	トランスサイレチン型心アミロイドーシス(ATTR-CM)…………………28
心室中隔欠損症(VSD)…………91	対側性変化…………183, 186, 190	トルサードドポアント(TdP)……
心室内伝導障害…………………58	大動脈弁…………………………200	……………………63, 82, 134
心室頻拍(VT)……………9, 130, 146	第2相リエントリー………………83	トレッドミル負荷心電図………127
心室ペーシング……………………	体表面心電図………………………2	
………198, 199, 202, 206, 214	多形性心室頻拍……………130, 134	**な**
心室補充調律……………………47	多源性心室期外収縮………………86	ナトリウムイオン……………8, 60
心室リードペーシング…………215	たこつぼ型心筋症…………135, 138	
心室瘤……………………………154	脱分極………………………………8	**に**
心臓………………………………2	単極誘導……………………………18	二枝ブロック……………………51
心臓電気生理学的検査(EPS)…119	単心室症……………………………71	日本版レッドフラグ……………30
心臓伝導障害……………………87		
心拍数……………………………5	**ち**	**の**
心拍変動(HRV)…………………25	遅延後脱分極(DAD)………………83	ノッチ……62, 91, 132, 153, 168, 195
心房………………………………2	中心臓静脈(MCV)………………100	
心房期外収縮(APC)…………43, 164	調節帯………………………5, 6, 143	**は**
心房細動(AF)……………………	陳旧性前壁中隔心筋梗塞………196	肺性P波……………………70, 74
………28, 46, 95, 114, 138, 206		肺塞栓症(PE)………………74, 76
心房センシング…………………214	**つ**	肺動脈弁…………………………200
心房粗動(AFL)……………………8	通常型心房粗動(common AFL)…28	背部誘導……………………………2
心房中隔欠損症(ASD)…………91		バゼットの式……………………58
心房波……………………………202	**て**	バックアップペーシング………216
心房頻拍(AT)……………………6, 122	低栄養……………………………56	バッハマン束……………………5, 6
心房ペーシング……………199, 202	低カリウム血症………………55, 63, 138	
	低カルシウム血症………………55	**ひ**
す	ディスロッジ……………………215	非ST上昇型心筋梗塞(NSTEMI)
ストレイン型……………………71	低電位…………………28, 30, 75	……………………………186
	低マグネシウム血症……………55, 63	非持続性心室頻拍(NSVT)………95
せ	デュアルチャンバペースメーカ……205	ヒス束………………………………5
正常洞調律…………………14, 26	デルタ波……………6, 94, 98, 115	ヒス束内頻拍……………………39
正方向性房室回帰頻拍……………	電解質異常………………………55	ヒス束ペーシング………………207
………………120, 123, 146	電気軸………………………………3	左回旋枝(LCX)……………180, 182
接合部頻拍………………………39	電気的交互脈……………………75	左冠動脈(LCA)……………182, 200
前室間溝…………………………200	電極の付け間違い…………………18	左上肺静脈(LSPV)……………128
選択的交換指標(ERI)…………219	電磁干渉…………………………212	左前斜位(LAO)……………………3
前乳頭筋……………………………5, 6	伝導速度……………………………8	非伝導性心房期外収縮…………33

225

ピルシカイニド塩酸塩	9
頻拍	122
頻脈性上室性不整脈	110

ふ

ファロー四徴症	91
フォンタン手術	71
不完全右脚ブロック(IRBBB)	90
副収縮	43
副伝導路	6, 103, 115
腹部ジェネレータ	212
不整脈	2, 30
不整脈原性右室心筋症(ARVC)	153, 169
プラトー相	9
フリデリシアの式	59
ブルガダ症候群	10, 144, 183
ブルガダ フェノコピー	9, 183
プルキンエ線維	5
分界稜(CT)	4, 128

へ

ペーシングスパイク	199, 202, 210
ペーシング不全	210
ペースメーカ移動	37
ペースメーカ起因性頻拍(PMT)	203
ペースメーカ細胞	24
ペースメーカ調律	198
ペースメーカのモード	219
ペースメーカ不全	215
ベラパミル塩酸塩	135
ベラパミル感受性心室頻拍	147
変行伝導	102, 103

ほ

房室回帰頻拍	38, 102, 107, 115
房室解離	46, 146, 190
房室結節	4
房室結節リエントリー頻拍(AVNRT)	38, 119, 123
房室接合部調律	47, 134
房室中隔	6
房室ブロック	191
発作性上室性頻拍(PSVT)	8, 102, 118, 122
ポンペ病	96

ま

膜性中隔(MS)	6
マクロリエントリー頻拍	147
マハイム線維副伝導路(マハイム束)	177

み

右冠動脈(RCA)	180, 182, 200
右前斜位(RAO)	3

む

無冠尖(NCC)	6, 200

も

モービッツⅡ型房室伝導	37
モービッツⅡ型Ⅱ度房室ブロック	50
モデレーターバンド	143
モニター心電図	35, 41

ゆ

融合収縮	164
融合波形	207

ら

ラウン・ギャノン・レバイン症候群	14
ラミン遺伝子(*LMNA*)	87

り

リード	199
リエントリー	119
立位心	3
リフィーディング症候群	56

ろ

ロマノ・ワード症候群	79

欧文

A

AAI	220
AF	28, 46, 95, 114, 206
AFL	8
antidromic AVRT	120, 146
APC	164
Arruda分類	99
ARVC	153, 169
ASD	91
Ashman現象	104
AT	6
ATP	8, 122
ATTR-CM	28
AV-ORT	38
AVNRT	38, 119
AVRT	107, 115

B

Bachman束	6
Brugada phenocopy	9, 183
Brugada症候群	10
BTS	47

C

CAG	182
cAVB	46, 190, 219
CLBBB	50
common AFL	28
Coumel現象	104, 111
coved型	9
CRBBB	164
crochetage型	91
CRTD	203
CS	128

D

DAD	83
Danon病	96
DCM	87
DDD	220
De winter ECGパターン	196

E

EAD	63, 83

F

fast-slow型房室結節リエントリー頻拍	122
fatigue現象	87
Focal AT	38
fusion beat	164

f波　　　　　　　　28, 95, 114, 118

H

HRV　　　　　　　　　　　25
hyperacute T wave　　　　　196

I

ICD　　　　　　　　　　　153
ILVT　　　　　　　　　38, 147
inhibit作動　　　　　　　　206
IRBBB　　　　　　　　　　90

J

JT　　　　　　　　　　　　38
J点　　　　　　　　　　　196
J波　　　　　　　　　　　139

K

Kent束　　　　　　　　　　6

L

LAD　　　　　　　　　　182
LAFB　　　　　　　　　6, 47
LBBB　　　　　　　　　　160
LCA　　　　　　　　　180, 182
LCX　　　　　　　　　　182
LGL症候群　　　　　　　　14
long RP頻拍　　　　　　　122
Lown分類　　　　　　　　161
LPFB　　　　　　　　　　　6
LSPV　　　　　　　　　　128
LV crux　　　　　　　　165, 169
LV summit　　　　　　　165, 199

M

MCV　　　　　　　　　　100
MobitzⅡ型房室伝導　　　　37
moderator band　　　　　　6
MS　　　　　　　　　　　　6

N

narrow QRS頻拍　　38, 102, 126, 160
NCC　　　　　　　　　　　6
NF-ORT　　　　　　　　　38
notch　　　　　　　　　168
NSTEMI　　　　　　　　　186

NSVT　　　　　　　　　　95
NV-ORT　　　　　　　　　38

O

ORT　　　　　　　　　　38
orthodromic AVRT　　　120, 123

P

PCI　　　　　　　　　　191
PE　　　　　　　　　　　74
Peeling back現象　　　　　104
PMT　　　　　　　　　　203
PQ時間　　　　　　　　　　6
PRKAG2症候群　　　　　　96
PR延長　　　　　　　　　194
PR間隔　　　　　　　　　14
PSP-LV　　　　　　　　7, 162
PSVT　　　　　　　　　8, 102
Purkinje　　　　　　　　　6
pseudo VT　　　　　9, 95, 115
PVC　　　42, 86, 134, 142, 156, 168
P波　　　　　　　　　14, 106

Q

QRS波　　　　　　　6, 14, 177
QT延長　　　　　54, 62, 134, 138
QTc間隔　　　　　　　58, 131
QTc間隔の延長　　　　　　78
QT延長症候群（LQTS）　　　79
QT短縮症候群（SQTS）　　　14

R

RAA　　　　　　　　　　128
RBBB　　　　　　　　47, 110
RCA　　　　　　　　　180, 182
RCC　　　　　　　　　　　6
R on T型　　　　　　　　134
RSA　　　　　　　　　　24
RSPV　　　　　　　　　128
R波　　　　　　　　　　　4
R波増高不良　　　　　　　29

S

S波　　　　　　　　　　　4
S1Q3T3パターン　　　　75, 187
SAC　　　　　　　　　　25

SCVTdP　　　　　　　　131
Spodick徴候　　　　　　　190
SSS　　　　　　　　　　58
ST　　　　　　　　　　　14
STEMI　　　　　　　　186, 190
ST上昇　　　　　　　183, 186, 195
ST上昇型心筋梗塞（STEMI）
　　　　　　　　　　186, 190
ST低下　　　　　　　186, 190, 195
ST変化　　　　　　　　186, 194

T

TdP　　　　　　　　82, 134, 142
torsade de pointes　　　82, 142
TU wave complex　　　　55, 64
T波　　　　　　　　　9, 14, 54
T波異常　　　　　　　　　10
T波交互現象（TWA）　　　139

U

U波　　　　　　　　　14, 55, 64

V

VF　　　　　　　　　　　82
VSD　　　　　　　　　　91
VT　　　　　　　　　　9, 130
VVI　　　　　　　　　　220

W

Wenckebach型房室伝導　　　37
Wenckebach型房室ブロック　42
wide QRS頻拍　　　102, 146, 180
WPW症候群　　　　　71, 94, 115

227

不整脈エキスパート50人×心電図から所見・病態をとらえる2問

心電図トレーニング100

2025年 3月29日　第1版第1刷発行	監　修	EP大学
2025年 4月23日　第1版第2刷発行	編　著	福永　真人
		徳田　道史
		永嶋　孝一

発行者　鈴木　由佳子
発行所　株式会社　照林社
　　　　〒112-0002
　　　　東京都文京区小石川2丁目3-23
　　　　電話　03-3815-4921（編集）
　　　　　　　03-5689-7377（営業）
　　　　https://www.shorinsha.co.jp/
印刷所　大日本印刷株式会社

●本書に掲載された著作物（記事・写真・イラスト等）の翻訳・複写・転載・データベースへの取り込み、および送信に関する許諾権は、照林社が保有します。
●本書の無断複写は、著作権法上の例外を除き禁じられています。本書を複写される場合は、事前に許諾を受けてください。また、本書をスキャンしてPDF化するなどの電子化は、私的使用に限り著作権法上認められていますが、代行業者等の第三者による電子データ化および書籍化は、いかなる場合も認められていません。
●万一、落丁・乱丁などの不良品がございましたら、「制作部」あてにお送りください。送料小社負担にて良品とお取り替えいたします（制作部☎0120-87-1174）。

検印省略（定価はカバーに表示してあります）
ISBN978-4-7965-2642-5
©Masato Fukunaga, Michifumi Tokuda, Koichi Nagashima/2025/Printed in Japan